JN127100

がんと
認知機能障害

気づく，評価する，支援する

谷向 仁［編著］

京都大学大学院医学研究科 人間健康科学系専攻
作業療法学講座 脳機能リハビリテーション学 准教授

京都大学医学部附属病院 緩和ケアセンター/緩和医療科

中外医学社

執筆者一覧（執筆順）

谷向 仁　京都大学大学院医学研究科人間健康科学系専攻作業療法学講座
脳機能リハビリテーション学准教授
京都大学医学部附属病院緩和ケアセンター/緩和医療科

華井明子　理化学研究所医科学イノベーションハブ推進プログラム

平本秀二　三菱京都病院腫瘍内科・緩和ケア内科医長

小川朝生　国立がん研究センター東病院精神腫瘍科長

佐伯吉規　がん研有明病院緩和治療科医長

川原玲子　がん研有明病院緩和治療科部長

岡本禎晃　市立芦屋病院薬剤科部長

足立浩祥　大阪大学キャンパスライフ健康支援センター准教授
大阪大学医学部附属病院睡眠医療センター副センター長

倉田明子　広島大学病院精神科・緩和ケアセンター診療講師

岡本泰昌　広島大学大学院医系科学研究科精神神経医科学教授

奥山 徹　名古屋市立大学大学院医学研究科精神・認知・行動医学病院准教授
名古屋市立大学病院緩和ケアセンター副センター長

山田了士　岡山大学大学院精神神経病態学教授

井上真一郎　岡山大学病院精神科神経科助教

小橋美月　社会福祉法人京都博愛会京都博愛会病院リハビリテーション科

松岡真里　京都大学大学院医学研究科人間健康科学系専攻看護科学コース
家族看護学講座成育看護学分野准教授

平井 啓　大阪大学大学院人間科学研究科准教授

桜井なおみ　一般社団法人 CSR プロジェクト・キャンサー・ソリューションズ株式会社

前田留里　NPO 法人京都ワーキング・サバイバー

小川真寛　神戸学院大学総合リハビリテーション学部作業療法学科准教授

田畑阿美　京都大学大学院医学研究科人間健康科学系専攻作業療法学講座助教

馬場千夏　京都大学医学部附属病院リハビリテーション部

貞廣良一　国立がん研究センター研究所免疫創薬部門特任研究員

序文

2007 年 4 月にがん対策基本法が施行され，それに基づき同年 6 月に策定されたがん対策推進基本計画はすでに第 3 期を迎えています．第 3 期がん対策推進基本計画の分野別施策では，1.「がん予防」，2.「がん医療の充実」，3.「がんとの共生」があげられており，3.「がんとの共生」では，「がんと診断された時からの緩和ケア」をはじめとする 5 つの項目が具体的に示され，「がん患者等の就労を含めた社会的な問題」も含まれています．診断法および治療法の発展に伴うがんサバイバーの増加とともに，就労，就学などの社会復帰が推奨される中，医学的観点からは心身面のサポートに注目が集まりがちですが，認知機能についてはこれまであまり取り上げられてきませんでした．

認知機能とは，人が当たり前のように日常生活を送り，様々な活動を行うことを根底から支える重要な機能として，身体機能，精神機能と並んでとても重要な役割をはたしています．医療現場においても，様々な意思決定場面において認知機能の影響が議論されることが増えてきています．がん医療における認知機能障害の背景として，脳転移や脳炎，髄膜炎，せん妄，認知症の併存などはよく知られていますが，近年，がんへの罹患，あるいは化学療法やホルモン療法などの治療による認知機能障害の報告も海外を中心に増えてきています．一方，我が国においてはその認知度はいまだに高くはありません．

本書では，がん医療における様々な認知機能障害の現状について，まず知っていただくことを主たる目的とし，はじめにその概説と現時点での知見をまとめています．また，既によくご存じの方にはさらに進んで，鑑別・評価法，介入やケアの方法などについて理解を深めて頂けるよう構成しています．これらの執筆には，実際にがんの医療現場をよく知り，現在も診療を実践している多職種の先生方を中心にお願いしました．さらには，がんサバイバーの方々にもその体験をご執筆頂いています．また，付録として，我々が作成した啓発パンフレットについても QR コードからダウンロードをしてご活用いただけるようにしております．本書を手に取っていただく方々の背景は様々であると思いますが，「がん医療における認知機能障害」について関心をもっていただくきっかけとなり，がん患者さんへの何らかの利益還元に繋がることを願っております．

最後になりますが，これまでの診療を通して多くの学びを頂きましたがん患者の方々，忙しい中，臨床に即した内容をご執筆いただいた先生方，貴重な体験談をご執筆いただいた桜井なおみ様，前田留里様，そして，このようなチャレンジングな内容の書籍を発刊する機会を作ってくださいました，中外医学社鈴木真美子氏，編集の労をお取りいただきました稲垣義夫氏をはじめとする関係者の方々，厚く御礼申し上げます．

2020 年 7 月

京都大学大学院医学研究科人間健康科学系専攻
京都大学医学部附属病院緩和ケアセンター / 緩和医療科
谷向　仁

目次

目次

1章

がん医療における認知機能障害の重要性

1. がん医療における認知機能障害の現状

日本の死亡原因の第1位は長年にわたり，悪性新生物，つまり“がん”である．

厚生労働省による，平成30（2018）年人口動態統計月報年計（概数）の概況によると[1]，2018年で37万3,547人ががんで亡くなっており，死因第2位の心疾患（20万8,210人）を大きく上回っている．また，2019年10月23日の時点でのがん罹患数予測は，1,017,200人（男性：572,600人，女性：444,600人）であると報告されている[2]．

がんに罹患すると，痛みや倦怠感などの身体症状のみならず，さまざまなストレスによって，強い不安感や焦燥感，抑うつなどを経験することが知られている．報告にもよるが，がん患者の約半数程度が，適応障害やうつ病などを含む精神医学的問題を抱え何らかのケアが望まれる状態にあり[3]，がんの進行や再発によって，その頻度はさらに増すといわれている．一方，診断技術や治療法の進歩によりがんサバイバーの数も増えている[4]．このことによって，治療中心の生活から，復学，復職などの社会活動への復帰や治療 / 療養との両立も含めて，「がんと共存する社会」が当たり前の時代となりつつある．このような現状の中，これまでの様々な調査を踏まえて，特に復職に関してはガイドラインやマニュアルが近年整備されている．例えば，平成29（2017）年3月には，「がんに罹患した労働者に対する治療と就労の両立支援マニュアル」が，独立行政法人 労働者健康安全機構によって公開されている[5]．このマニュアルは，がんサバイバーを対象とした支援マニュアルであり，「がん種別の対応の留意点」といった項目も設けられている．また，平成31（2019）年3月には，厚生労働省によって「事業場における治療と仕事の両立支援のためのガイドライン」が，疾病を抱える労働者の就業についてのガイドラインとしてまとめられ公開されている．このガイドラインは，特定の疾患を対象としたものではないが，「がんに関する留意事項」についても項目が設けられ説明が加えられている[6]．これらのマニュアルやガイドラインでは，労働関係法令，支援制度の解説に加えて，両立支援に必要ながんに関する内容，つまり，がんの症状や治療法，治療に伴う副作用など，主に身体症状を中心として解説されており，がん患者の心理・精神的支援や配慮のポイント，コミュニケーションの取り方などについても一部取り上げられている．

しかしながら，実際の労働における様々な作業の遂行において，その基盤機能となる注意力や集中力，遂行機能などの認知機能に関することについてはほぼ触れられていない．

筆者らは，2019年にがん医療に携わる医療者401名を対象としたアンケート調査を実施し，医療者の診療の現状についての調査を行った．この中で，がんサバイバーが社会復帰をするにあたり，主に医療面においてどのような症状や要因が支障となると考えるかについて尋ねている[7]．その結果，「痛み」や「だるさ（倦怠感）」，「手足のしびれ」などの身体症状とともに，「不安」，「気分の落ち込み」などの心理・精神症状について85%以上が「あてはまる」と回答していた．そして，物忘れ，不注意，集中力低下などの認知症状が存在することについても，75～85%が「あてはまる」と回答していた．これらの結果は，多くの医療者が，身体症状，心理・精神症状とほぼ同等に，認知機能障害が復職や復学などの社会活動への復帰を阻害する要因となりうると感じていることを示している．また，同調査では，「医療者が診療において患者に確認する症状」および，「患者から医療者に相談される症状」の頻度についても尋ねている．「医療者が診療において患者に確認する症状」については，身体症状のうち「痛み」，「だるさ（倦怠感）」，「食欲不振」では「毎回～時々確認する」との回答が90%を超えていた．しかし，心理・精神症状では「不安」で75%，「気分の落ち込み」で67%と徐々にその確認頻度は低くなり，さらに「物忘れ」，「不注意」，「集中力低下」の認知症状についてはすべて30%未満であった．このことは，医療者が社会復帰阻害要因となりえると考えている認知症状が，実際の診療においての確認行動にはつながっていない可能性を示唆すると考えられる．一方，「患者から医療者に相談される症状」の頻度についても，身体症状，心理・精神症状，認知症状の順で，その頻度が少なくなる傾向を示していた．この結果は，がん患者が認知症状について特に困っていないという解釈もできる一方で，自身の生活上の支障や不具合が認知症状の影響を受けていると気づいていなかったり，がんへの罹患やがん治療と認知症状は無関係であると考えている可能性もある．実際，筆者の経験では，がん治療以外のこと，特に「物忘れ」や「不注意」などの認知症状についても，治療医に相談してもいいのだろうかという悩みが看護師に打ち明けられたことをきっかけとして，認知症状の存在が把握され，筆者への紹介につながったケースもある．また筆者は，先の医療者を対象とした調査とは別に，乳がん患者会の協力を得て，乳がん治療経験者を対象に治療中あるいは治療後の認知機能障害の経験についての調査も行っているが，作業スピードの低下（56%），集中力困難（46%），物忘れ（44%）などの認知症状が約半数に認められていた．一方，これらの症状について，周囲の身近な誰かに指摘されることが稀であること，さらに自覚するこれらの認知症状の数が多ければ多いほど，抑うつ症状の程度が増すことも示している[8, 9)]．これらのことから考えると，がん患者における認知症状は医療者が考えている以上にがん患者には体験されており，そのことを医療者を含めて周囲の人に相談することができていない可能性が考えられる．そして，日常生活が以前のようにうまく送れていない中での療養生活が続いたり，そのことが周囲に理解されないことによるつらさなどから2次的な抑うつにつながってしまうことも考えられる．

2. がんに伴う認知機能障害とケモブレイン

では，がん医療でみられる認知機能障害についてはこれまでどのようなことがわかっているのであろうか．ここではその概略について述べる．がん患者に認められる認知機能障害は総称して，“cancer related cognitive impairment（CRCI）”や“cancer fog”とよばれている．がん患者の認知機能を長期にわたって調査した報告によると，がん治療を受ける前から約30%に，また治療経過中には75%に及ぶ患者に認知機能障害が認められ，このうち35%は治療終了後も数カ月〜数年にわたり症状が継続していたと報告されている[10)]．CRCIは，特に海外での認知度や研究の取り組みは高まりつつあるが，がん患者の痛みや倦怠感，抑うつと比較するとまだまだ研究や症例報告などは少ない **図1** [11)]．そし

図1 がんとの関連症状の報告

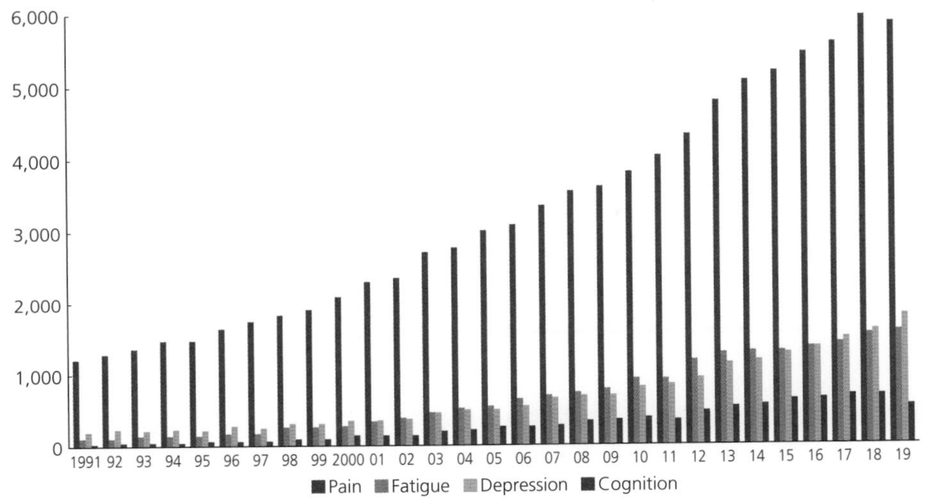

PubMed (https://www.ncbi.nlm.nih.gov/pubmed/) において，
Cancer and "X" として検索した文献数 (2020 年 1 月 31 日)

て，国内での認知度はさらに少ないのが現状である．

CRCI のうち化学療法に伴う認知機能障害は，主に「ケモブレイン (chemobrain)」とよばれている．ケモブレインは，動物を用いた基礎実験や機能画像などを用いた研究[12, 13]が海外では活発に展開されつつあるが，いまだその病態は仮説の域にとどまっており **図2** [14]はっきりとした解明はなされていない．

ケモブレインの臨床的特徴としては，言語性記憶，視覚性記憶，思考の柔軟性，情報処理速度，注意・集中力，視空間認知力，ワーキングメモリー，遂行機能などの障害が認められるが，その機能低下は軽度であることが多いとされている[15, 16]．ケモブレインによる認知機能障害の評価は，一般的に認知機能検査（客観的評価）と患者の主観的報告（patient reported outcomes：PRO）の 2 つの方法によって行われるが，これまでの報告において，PRO では，客観的評価と比較して障害の程度や頻度に差がしばしば認められ，不安や抑うつなどの心理的問題や痛み，不眠，倦怠感による影響を受けている可能性が指摘されている．しかしながら，これらの影響を除外した検討においても認知機能障害を同

図2 ケモブレインの想定されるメカニズム

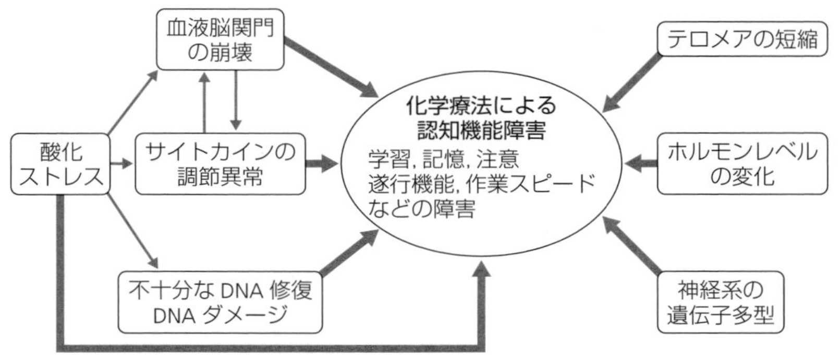

様に認める報告も多数なされている．

ケモブレインに対する介入法は，いまだ確立されたものはないが，薬物療法やリハビリテーションを含む非薬物療法の検討がなされている．薬物療法については，いまのところ明らかに有効性を示す薬剤は示されていないが，海外では精神刺激薬（メチルフェニデートやモダフィニルなど），コリンエステラーゼ阻害薬，メマンチンなどの効果が検討されている[17]．非薬物療法としては，認知行動療法や認知トレーニングプログラム[18]，補完代替療法的アプローチ〔ビタミンE, Ginkgo biloba（銀杏），運動などの身体活性化〕などが検討されている．また，日常診療において大切なこととしては，患者への情報提供と心理教育，コーピング法の工夫[8]に関する助言などが考えられている．

このように，ケモブレインを含むCRCIの病態理解や介入法などの研究は進みつつあるものの，いまだ確立されているとはいえず発展途上の状況にある．しかしながら，臨床現場では，がんの治療あるいは療養経過中に，何らかの認知機能障害に苦しんでいる患者がいることは間違いない．そのため臨床に携わる我々にとっては，今後の研究成果に期待しつつも，現在できる診療やケアを丁寧に行っていくことが大切である．CRCIについて，臨床現場で大切なこととして，著者は大きく3点を考えている．

(1) 不安・抑うつなどの心理症状とともに，認知機能にも関心を示し患

者に尋ねてみること

意義: 認知機能障害に気づいたり，尋ねることで，患者の日常生活での支障にも注意や関心を向けていることが伝わる．このことは，患者の気持ちの上での孤立化を防ぎ，2次的に生じうる心理的負担の軽減にもつながる可能性がある．

(2) 認知機能障害の背景（要因）を探ること

意義: 認知機能障害として医療者に把握されるものの背景（病態）はさまざまであり，また複数の病態の重複により重症度も増すことが考えられる．現時点で明確な介入法が確立されていない病態も存在するが，その中でも介入可能な要因については見過ごさずに拾い上げ，介入していくことで，少しでも症状の軽減をはかることができる．

(3) 心理的に支援すること

意義: 軽度の認知機能障害に伴う様々な支障は，他者からの理解が得られにくい．また長期にわたって影響が持続する可能性もある．そのことを理解した上での，心理的サポートは大切である．

本書では，上記のようなことを意識しながら，特に鑑別とその評価法に重きを置いて各章を構成した．がん医療に携わる医療者が，認知機能障害の存在にも目を向けていただくきっかけになることを願っている．

■文献

1) 厚生労働省ホームページ. https://www.mhlw.go.jp/toukei/saikin/hw/jinkou/geppo/nengai18/index.html
2) 国立がん研究センターがん情報サービス, 2019年のがん統計予測,「1. がん罹患数予測」. https://ganjoho.jp/reg_stat/statistics/stat/short_pred.html
3) Derogatis LR, Morrow GR, Fetting J, et al. The prevalence of psychiatric disorders among cancer patients. JAMA. 1983; 249: 751–7.
4) 国立がん研究センターがん情報サービス 最新がん統計 「4. 生存率」. https://ganjoho.jp/reg_stat/statistics/stat/summary.html
5) 独立行政法人　労働者健康安全機構 「がんに罹患した労働者に対する治療と就労の両立支援マニュアル」https://www.johas.go.jp/ryoritsumodel/tabid/1047/Default.aspx
6) 厚生労働省　治療と仕事の両立について「事業場における治療と仕事の両立支援のためのガイドライン」https://www.mhlw.go.jp/stf/seisakunitsuite/bunya/0000115267.html

7) 谷向　仁. がんに伴う認知機能障害の認識の向上のための啓発活動. 笹川記念保健協力財団 地域啓発活動助成 (2018) 報告書.
8) 谷向　仁. がん患者に認められる様々な認知機能障害―これまでの知見と今後の課題―. 精神経誌. 2015; 117: 585-600.
9) Tanimukai H. CACD: Attitudes of medical staff in cancer care toward symptoms in cancer survivors, and our current approaches. Annals Oncol. 2019; 30 Suppl 6: vi 43.
10) Janelsins MC, Kohli S, Mohile SG, et al. An update on cancer- and chemotherapy-related cognitive dysfunction: current status. Semin Oncol. 2011; 38: 431-8.
11) PubMed (https://www.ncbi.nlm.nih.gov/pubmed/ (2020/1/31)
12) Matsos A, Johnston IN. Chemotherapy-induced cognitive impairments: A systematic review of the animal literature. Neurosci Biobehav Rev. 2019; 102: 382-99.
13) Li M, Caeyenberghs K. Longitudinal assessment of chemotherapy-induced changes in brain and cognitive functioning: A systematic review. Neurosci Biobehav Rev. 2018; 92: 304-17.
14) Ren X, Boriero D, Chaiswing L, et al. Plausible biochemical mechanisms of chemotherapy-induced cognitive impairment (“chemobrain”), a condition that significantly impairs the quality of life of many cancer survivors. Biochim Biophys Acta Mol Basis Dis. 2019; 1865: 1088-97.
15) Nelson CJ, Nandy N, Roth AJ. et al. Chemotherapy and cognitive deficits: mechanisms, findings, and potential interventions. Palliat Support Care. 2007; 5: 273-80.
16) Ahles TA, Root JC, Ryan EL. Cancer- and cancer treatment-associated cognitive change: an update on the state of the science. J Clin Oncol. 2012; 30: 3675-86.
17) Allen DH, Myers JS, Jansen CE, et al. Assessment and management of cancer- and cancer treatment-related cognitive impairment. J Nurse Pract. 2018; 14: 217-24.
18) Fernandes HA, Richard NM, Edelstein K. Cognitive rehabilitation for cancer-related cognitive dysfunction: a systematic review. Support Care Cancer. 2019; 27: 3253-79.

〈谷向　仁〉

2章

がん医療における
認知機能障害の文献レビュー

はじめに

がん化学療法後などがん医療における認知機能障害は，がんサバイバーシップを脅かす症状の一つであり，2014年の全米総合がんセンターネットワーク（National Comprehensive Cancer Network）サバイバーシップガイドラインにおいて取り上げられた一方で，その治療法や予防法は確立していない．そこで本稿では2020年2月現在のがん医療における認知機能障害に関する研究論文を紹介し，知見を整理する．

1. がん関連認知機能障害の背景・症状評価

1）神経生物学的基盤

がんおよびがん治療が認知機能に影響を与えるメカニズムは解明されていないが，がん治療が正常な老化の軌跡を変え，老化プロセスを加速させることが指摘されている．可能性として指摘されているメカニズムを 表1 に示す[1)]．

2）複合要因の結果としての認知機能障害

うつ・不安など心理的状態，疲労，閉経，その他の併存疾患が，認知機能障害の危険因子となることが指摘されている[1)]．また，治療前の認知機能の予備力が低いことも化学療法後の認知機能低下に対してより脆弱になる要因となる[1)]．

3）自己報告における臨床症状

1,610人のがんサバイバー〔中央値52歳，85%以上（1,393人）が乳がん患者，ホルモン療法を除くがん治療後の期間は中央値2.83年〕を対象としたWeb調査において，対象者の75%（1,214人）は，がん治療に関連した認知機能障害があると報告した．認知機能障害は，対象者の仕事の再開に影響を及ぼし（77%），認知機能障害に対するサポート（75%），特に認知機能トレーニング（72%）が希望されていた．化学療法（多変量オッズ比＝3.67，95% CI：2.80–4.82），自己報告による睡眠障害（オッズ比＝2.84，95% CI：1.80–4.47），化学療法に関連する認知

JCOPY 498-22922

表1 がん治療によって誘発される認知機能障害に関与する可能性のあるメカニズム
(Lange M, et al. Ann Oncol. 2019; 30: 1925–40[1] 一部改変)

主な対象薬	障害されうる認知機能	可能性のあるメカニズム
化学療法 ドキソルビシン タキソール メトトレキサート フルオロウラシル	臨床研究データ：記憶，処理速度，注意，実行機能 動物実験データ：作業記憶，注意，学習	神経発生の減少 ミエリンおよび乏突起膠細胞前駆体の破壊 ミトコンドリア機能障害 末梢および脳のサイトカイン産生の増加
ホルモン療法 アロマターゼ阻害薬 抗エストロゲン薬 アンドロゲン除去療法	臨床研究データ：実行機能，作業記憶，集中力（アナストロゾール使用時），視覚運動機能	内分泌障害，視床下部–下垂体–副腎系障害
標的療法 抗血管新生療法	臨床研究データ：疲労，患者の亜集団における認知の1つの主要な領域，作業記憶	血漿VEGFの増加（疲労） 白質脳症 長期増強の阻害
免疫療法 CTLA-4 アンチPDL-1	臨床研究データ：内分泌障害を伴う頭痛，脳症，疲労，髄膜炎または下垂体炎 動物実験データ：実行機能	脳ミクログリア活性化 BBBを通過する末梢炎症性サイトカインの増加

VEGF：血管内皮成長因子，BBB：血液脳関門

機能障害に関する既存の知識（オッズ比＝1.69，95% CI：1.29–2.22）および年齢（オッズ比21–64歳vs. 65歳以上＝0.37，95% CI：0.23–0.58）も，がん治療関連の認知機能障害と関連していた．

2. 認知機能障害に関する代表疾患別の研究

1）血液悪性腫瘍

造血細胞移植を受ける患者においては，レジメンの強度が治療後の認知機能障害のリスクとタイミングに影響を与えることが示唆されている．HCTレシピエント477人〔自家移植236人，減量強度同種移植128人，骨髄破壊同種移植113人；平均52歳（18～74歳）〕を3年後まで追跡し，マッチングした健常者〔平均55歳（19～73歳）〕と比較した前向き観察研究では，同種移植を受けた患者において治療後の認知機能低下のリスクが高く，骨髄破壊同種移植患者は，実行機能，言語速度，処理

速度，聴覚記憶，微細運動が有意に低下していた．認知機能障害は6カ月時点でみられ3年以上持続した．移植後3年で，自家移植患者の19%，同種移植患者の36%に全般的な認知機能障害が存在した．特に高齢，男性，低学歴，低収入，および治療前の認知機能低下が移植後の認知機能障害と関連していた．なお自家移植を受けた患者で認知機能障害が時間の経過とともに改善していた[2)]．また移植3年後患者の29.5%が復職しておらず（自家移植19.5%，減量強度同種移植31.2%，骨髄破壊同種移植46.3%），これらの患者の職業支援について認知機能障害のケアを含め検討する余地がある．

2）乳がん

6カ月以上にわたって標準用量の化学療法で治療されたサバイバーを対象とした17研究のメタ解析[3)]では，主に言語能力および視覚空間能力で認知機能障害が起きていることが指摘された．年齢，教育，治療からの経過時間，補助ホルモン治療は，影響していなかった．

乳がんの患者581人（平均53歳）と非がん対照364人（平均53歳）を対象としたケースコントロール研究[4)]では，ベースライン時点から比較して，化学療法直後に45.2%，化学療法6カ月後に36.5%の患者の認知機能低下を認めたが，同年齢の非がんコントロール対象者においてはそれぞれの時期に10.4%，13.6%であった．認知機能はFunctional Assessment of Cancer Therapy-Cognitive Function-Cog（FACT-Cog）で評価され，ベースライン時の不安，うつ病，認知予備力（Wide Range Achievement Test, 4th Edition reading subscaleで読解力を評価）の低下は，FACT-Cogの合計スコアの低下と有意に関連した．治療レジメン，ホルモン療法，放射線療法に有意な関連はなかった．

3）卵巣がん

卵巣がん患者211人を対象に，Webベースの認知スクリーニング評価と自己報告により化学療法の前，中，後の認知機能（処理速度，注意機能，運動反応時間）を調べた研究では，患者の約25%が化学療法治療中に認知機能の低下を経験していた．またこれらの症状は化学療法終了後6カ月時点においても18%の患者に残存していた．化学療法によ

JCOPY 498-22922

る認知機能低下は患者の年齢と教育レベルに関連していることも示唆された．

4）大腸がん

結腸直腸がんの患者は，化学療法治療や疾患の段階に関係なく認知機能低下を経験する場合がある．限局性結腸直腸がんの患者 289 人と転移 / 再発大腸がん患者 73 人，健常対象者 72 人の前向き観察研究[6]では，化学療法前のベースライン時および化学療法後 6 カ月・12 カ月での，結腸直腸がんの認知機能に対する効果を評価した．大腸がん患者のベースラインでは，健常対照者（15%）よりも注意，記憶，言語学習，処理速度といった認知機能の障害の頻度が高く（43%），6・12 カ月でもその差は持続した．結腸直腸がんの患者では，化学療法を受けた患者と受けなかった患者との間で，どの時点でも認知評価に差はなかった．さらに，転移がん患者 73 人を限局性がん患者との比較では同等の認知機能障害が認められた．認知機能の症状，疲労，サイトカインレベル，APOE4 対立遺伝子と認知機能障害との間に関連はなかった．

5）小児がん

小児がんのサバイバーでは処理速度，ワーキングメモリー，実行機能，注意の障害が指摘されており，放射線治療を受けた患者は，放射線治療を受けずに手術や化学療法を受けた患者よりも重篤な障害を示すこと，白質の非定型的結合性と認知能力との関連性が指摘されている．認知機能障害により小児がんサバイバーは学業上の困難を経験することが多く，早期介入により認知機能障害および学業成績を改善する必要がある[7]．

3. 認知機能障害に対する介入研究

1）薬物介入

薬理学的治療は，中枢神経刺激薬や抗認知症薬，神経保護薬に関して研究が実施されているが，現在積極的に推奨される治療薬や予防薬は開発されていない[8]．

2）非薬物介入

がんの治療前または治療中の認知機能障害に対する代償戦略の開発を目的とした介入が研究されている．特に行動介入に関して，教育，認知行動療法，代償戦略の指導，認知機能トレーニングに焦点を当てた研究が多く実施されている．がんサバイバーに対する認知行動療法と認知リハビリテーションはいずれも認知機能障害を改善する傾向を示しているが，評価方法は個別研究により異なる．運動や行動変容の介入効果は複合的であり，認知機能に留まらず総合的に考えると益が害を上回ることが多いことから，臨床で積極的な取入れを検討できる介入である[1)]．

① 認知リハビリテーションプログラム[9)]

自宅での Web ベースのリハビリテーションプログラムが認知機能障害に有効か検討したランダム化比較試験を紹介する．

本研究では，補助化学療法 6 〜 60 カ月後の認知機能障害のあるがんサバイバー 242 人（年齢中央値 53 歳，95％が女性）を対象とし，30 分間の電話相談後，15 週間の在宅介入または標準治療に割り当てられ，介入直後と 6 カ月後に自己申告による認知機能〔がん治療認知機能の機能的評価（FACT-Cog），認知機能障害（PCI）サブスケール〕を評価した．

介入はコンピュータプログラムで，反復的なメンタルエクササイズによりパフォーマンスを向上させる適応型演習プログラムであった．特にがん患者で頻繁に影響を受ける視覚的注意，注意力の分割，作業記憶，視野，視覚処理速度などの認知領域を対象としてトレーニングし，推奨トレーニング時間は 15 週間で週 40 回のセッションを 4 回，合計 40 時間であった．これらは対象者に CD で提供された．

結果として，自己申告による認知機能障害，不安 / うつ病，疲労感について有意な改善がみられ，介入後の効果は 6 カ月後まで持続したが，神経心理学的検査では有意差はなかった．

② 運動介入[10)]

乳がんサバイバーの認知機能障害改善を目的とした 12 週間の運動プログラムについての研究を紹介する．

本研究では，中等度以上の運動を 1 週間に 1 時間未満しか実施しない乳がんサバイバーを，運動群 43 人，比較群 44 人にランダムに割り付け，ベースラインおよび12週目に，客観的指標と患者報告で認知機能を測定し，認知機能評価スコアの変化を解析した．評価にはNIH（アメリカ国立衛生研究所）Toolbox（nihtoolbox.org）というWeb評価の認知機能評価ドメインとPatient Reported Outcomes Measurement Information System（PROMIS）の認知能力および気がかりを使用した．

介入に関して，はじめに介入の対象者は中程度の強度で10分間の歩行を含む30～45分の面接を行い，身体活動の目標を設定した．さらに行動変容を促し，実際の活動量を評価するために，参加者には活動量測定デバイスが提供され，身体活動データの収集とそれに対するフィードバック通知が実施された．運動開始にあたっては動機づけの面接テクニックに基づき，目標達成のための計画設定や開始目標設定が実施された．参加者は，有酸素運動を徐々に増やし，週に150分間の中等度以上の運動目標を達成する方法についてディスカッションした．参加者は，12週間の介入の間，3日ごとに2回の電話とメールを受け取った．比較群には，運動群と同じスケジュールで健康的な食事，ストレス軽減，一般的な脳の健康など，さまざまな女性の健康に関するトピックを扱った電子メールを送信した．最終評価完了後，対象群の参加者は上記の運動プログラムを受けた．

参加者（87人）は平均57歳であり，手術後平均2.5年経過していた．処理速度の評価である口頭記号数字テストの点数は，介入群で有意に改善していた．特に手術後2年以下の参加者において，口頭記号数字テストのスコアの大幅な改善があった．処理速度の低下は職業活動や生活に大きな影響を与える可能性があり，乳がん患者への運動介入の早期実施の重要性を支持する結果となった．

③ ヨガ

呼吸運動，姿勢，瞑想で構成されるYOCAS©®ヨガプログラムが，がんサバイバーの睡眠の質を大幅に改善することを示した研究において，記憶に対する効果を評価したところ，二次的に記憶機能の改善がみられていた．この研究においては，質問紙で記憶に関する障害を訴えた328人のがんサバイバーを解析し，介入群と標準治療群で比較した結果，YOCAS©®ヨガ介入群において記憶困難が大幅に減少していた．なお，YOCAS©®プログラムは動き，呼吸，意識を含むハタヨガと回復ヨガ，姿勢調整やマインドフルネスを組み合わせたプログラムであり，介入はインストラクターが指導するグループ形式で 8 セッション，各セッション 75 分で，ヨガスタジオ，コミュニティセンターなどで週 2 回主に夕方に実施された．ヨガの参加者は 8 回のセッションのうち平均 6.5 回参加した．

④ 小児向け Web トレーニング

急性リンパ芽球性白血病の小児サバイバーを対象とした，認知機能 Web トレーニング効果が 6 カ月間維持されたことを示したランダム化臨床試験を紹介する．

小児急性リンパ芽球性白血病または脳腫瘍の 68 人のサバイバーを，認知機能 Web トレーニング介入群（23 名白血病 / 11 名白血病，平均年齢 12 ± 2.5 歳）または待機リスト比較群（24 名白血病 / 10 名白血病，平均年齢 12 ± 2.4 歳）に割り付け，介入前，介入直後，および介入後 6 カ月の認知評価を評価した．介入群には，必要に応じてコンピュータやインターネット環境が提供された上で，Cogmed®（www.Cogmed.com）という各セッション約 30 ～ 45 分の，視覚空間および言語によるワーキングメモリエクササイズからなる Web トレーニングセッションを 5 ～ 9 週間にわたって自宅で 25 回実施することが指示された．なおトレーニングはパフォーマンスに基づいて難易度が変化しトレーニングの進捗状況はインターネットで監視された．さらにフィードバックを提供し，モチベーションを維持するために，毎週電話コーチングが実施された．進捗が目標に達しない参加者には，セッションが追加された．対象群に対しては，全ての評価が終了後にこれらの介入が提供された．動機付けの違いを最小限にするために，インセンティブとして 10 ドルのギフトカードを両群ともに 6 回に分けて提供された．その結果，トレーニングによりワーキングメモリー，注意，および処理速度が即座に改善され，ワーキングメモリーと処理速度については介入直後から 6 カ月まで変化しなかった．本介入アプローチは短期的な機能向上だけでなく長期的な機能維持に有効であることが示された．

おわりに

がん医療における認知機能障害に関して，観察研究により疾患やがん治療ごとの特性が明らかになってきているとともに，介入研究によりがん治療中からがん治療後の認知機能のトレーニングや運動プログラムの有効性が示されつつある．その一方で，臨床症状の評価の難しさから知見の統合は困難な状況であり，治療法や予防法の確立や推奨には至っていない．今後がんサバイバーの多様な治療歴，生活・職業背景を踏まえ，腫瘍医だけでなく，精神腫瘍医，神経内科医，老年内科医，リハビリテーション療法士など，多職種でのアプローチと学際的な協力が必要であり，多面的に認知機能障害をケアしていく方策の確立が望まれている．

■文献

1）Lange M, Joly F, Vardy J, et al. Cancer-related cognitive impairment: An update on state of the art, detection, and management strategies in cancer survivors. Ann Oncol. 2019; 30: 1925–40.

2）Sharafeldin N, Bosworth A, Patel SK, et al. Cognitive functioning after hematopoietic cell transplantation for hematologic malignancy: results from a prospective longitudinal study. J Clin Oncol. 2018; 36: 463–75.

3）Jim HSL, Phillips KM, Chait S, et al. Meta-analysis of cognitive functioning in breast cancer survivors previously treated with standard-dose chemotherapy. J Clin Oncol. 2012; 30: 3578–87.

4）Janelsins MC, Heckler CE, Peppone LJ, et al. Cognitive complaints in survivors of breast cancer after chemotherapy compared with age-matched controls: An analysis from a nationwide, multicenter, prospective longitudinal study. J Clin Oncol. 2017; 35: 506–14.

5）Hess LM, Huang HQ, Hanlon AL, et al. Cognitive function during and six months following chemotherapy for front-line treatment of ovarian, primary peritoneal or fallopian tube cancer: An NRG oncology/gynecologic oncology group study. Gynecol Oncol. 2015; 139: 541–5.

6）Vardy JL, Dhillon HM, Pond GR, et al. Cognitive function in patients with colorectal cancer who do and do not receive chemotherapy: A prospective, longitudinal, controlled study. J Clin Oncol. 2015; 33: 4085–92.

7）Hutchinson AD, Pfeiffer SM, Wilson C. Cancer-related cognitive impairment in children. Vol. 11, Current Opinion in Supportive and Palliative Care. Lippincott Williams and Wilkins; 2017. p.70–5.

8）Karschnia P, Parsons MW, Dietrich J. Pharmacologic management of cognitive impairment induced by cancer therapy. Vol. 20, The Lancet Oncology. Lancet Publishing Group; 2019. p.e92–102.

9) Bray VJ, Dhillon HM, Bell ML, et al. Evaluation of a web-based cognitive rehabilitation program in cancer survivors reporting cognitive symptoms after chemotherapy. J Clin Oncol. 2017; 35: 217–25.

10) Hartman SJ, Nelson SH, Myers E, et al. Randomized controlled trial of increasing physical activity on objectively measured and self-reported cognitive functioning among breast cancer survivors: The memory & motion study. Cancer. 2018; 124: 192–202.

〈華井明子〉

3章

認知機能障害を示す様々な背景

3-1 高齢者および認知症

1. がん医療における現状（疫学や意義など）

わが国は超高齢社会を迎えており，認知症の人も増加の一途をたどっている．近年の報告では，認知症者は2025年には約700万人に上り，約５人に１人が認知症となることが推計されている[1]．一方，加齢はがんを含めた身体疾患の罹患リスクも増大させる．一般総合病院での認知症者の割合はこれまでおおよそ15～20%と報告されていたが[2]，年々更新される高齢化率の上昇，認知症者数の推計から考えても，現在ではこの割合はさらに高くなっていることが予想される．このような現状の中，総合病院では，入院時に認知症の存在に気づかれないまま入院生活が始まり，せん妄の発症やルートトラブルなどをきっかけとして認知症に気づかれるケースも少なくない．特に初期で軽度の認知症などの場合では，「まあ年齢相応ではないだろうか」と捉えられていることが多く，あまり注意がなされず何の対策もとられないまま退院となり，結果として再入院につながってしまうこともある．実際，認知症者の再入院率が高いことも報告されていることからも[3]，認知症の併存を治療早期から把握しておくことは，入院治療中の対応のみならず，退院に向けての必要な準備やサポート体制を構築する上でも非常に重要である．

がん患者に認知症が併存する場合，認知症を併存しない場合と比較して，臨床上，次のような問題が考えられる．

① 心身の不調に自ら気づきにくく，不調を周囲の人にも不調をうまく伝えることができない（セルフケア能力の障害）．そのため，医療機関への受診につながりにくく，受診できた時には重症化していることがある．

② 痛みをはじめとする苦痛症状の評価が難しく，症状緩和の薬物療法

の導入判断，導入後の薬効および副作用の評価も難しい．そのため症状緩和が不十分となりやすい．

③ せん妄や BPSD（後述）の評価や対応，コミュニケーションの取り方などに医療者が慣れておらず，十分な治療やケアの継続が困難となりやすい．

④ 診療開始時に認知症の併存に気づかれておらず，徐々に明らかとなる様々な支障（手術後のリハビリテーションに意欲的でなかったり，在宅退院に向けての胃瘻やストマの管理法がなかなか覚えられないなど）によって気づかれることがある．また，その背景（原因）が抑うつなどの心理的問題によると捉えられていることがある[4)]．

2. 認知機能障害の特徴

認知症とは，いったん正常に発達した認知機能が，後天的な脳の機能障害によって持続性に低下し，日常生活や社会生活に支障をきたすようになった状態が，意識障害（せん妄など）のない時にみられることをいう．これまでは記憶障害を必須として，その他の認知領域（失語，失行，失認，実行機能障害）のうち１つ以上の障害を示した場合とされていたが，現在は記憶障害を必須とせず，他の認知領域（複雑性注意，実行機能，学習と記憶，言語，知覚－運動，社会的認知）と同列とされ，これらのうち１つ以上の認知領域が以前の行為水準から有意に低下していることが要件とされている 表1 [5)]．また，症状については古典的に，中核症状（元来保たれていた機能が減弱あるいは欠落して生じた症状）と周辺症状（元来みられなかった付加的な症状）に分けて考えられてきたが，現在では，この周辺症状は，認知症の行動・心理症状（behavioral and psychological symptoms of dementia：BPSD）にほぼ置き換わって理解されている．そして，認知症とは，特定の病名を示すのではなく症候群であり，その中に，アルツハイマー型認知症（Alzheimer' s disease：AD），レビー小体型認知症（dementia with Lewy bodies：DLB），前頭側頭葉変性症（frontotemporal lobar degeneration：FTLD），脳血管性認知症（vascular dementia：VaD）などが含ま

表1 DSM-5 における認知症の全体的な診断基準〔日本精神神経学会（日本語版用監修），髙橋三郎・大野　裕（監訳）. DSM-5 精神疾患の診断・統計マニュアル. 医学書院，2014. p.594 より〕

A. 1つ以上の認知領域（複雑性注意，遂行機能，学習および記憶，言語，知覚-運動，社会的認知）において，以前の行為水準から有意な認知の低下があるという証拠が以下に基づいている:
  (1) 本人，本人をよく知る情報提供者，または臨床家による，有意な認知機能の低下があったという懸念，および
  (2) 標準化された神経心理学的検査によって，それがなければ他の定量化された臨床的評価によって記録された，実質的な認知行為の障害
B. 毎日の活動において，認知欠損が自立を阻害する（すなわち，最低限，請求書を支払う，内服薬を管理するなどの，複雑な手段的日常生活動作に援助を必要とする）.
C. その認知欠損は，せん妄の状況でのみ起こるものではない.
D. その認知欠損は，他の精神疾患によってうまく説明されない（例: うつ病，統合失調症）.

表2 代表的な認知症の症状

		AD	DLB	FTD
疫学		女性に多い	男性に多い	初老期に多い
初発症状		記憶障害（物忘れ）が一般的	幻視，妄想，うつ状態，パーキンソン症状などが，記憶障害より目立って現れることが一般的	身だしなみなどに無頓着，同じような行動を繰り返す，以前と違うような配慮ない言動・行動などがみられるようになる
特徴的な症状	認知機能障害	記憶障害，健忘性失語，着衣失行，構成失行など	注意障害，視覚性認知障害，構成失行，など．認知機能の変動が目立つ.	遂行機能障害，超皮質性感覚性失語など
	言語症状	喚語困難，語想起障害，語間代		常同言語，反響言語
	行動・心理症状など	物盗られ妄想，取り繕い，徘徊など	幻視・妄想，うつ状態，パーキンソン症状，睡眠時の異常行動，自律神経症状など	場にそぐわない言動や行動（脱抑制），無関心，興味のなさ，常同行為や我が道を行く行動など．反社会的な行動がみられることもある.
経過		基本的には記憶障害から始まり，徐々に広範に進行する	症状の変動を繰り返しながら，急速に進行することもある.	徐々に進行

れる．

本項では，認知症の症状のうち，主に認知機能障害について述べていくが，各認知症の障害領域によって主な特徴が異なることに留意が必要である 表2 ．ここでは，疫学的に最も多いとされるADの認知機能障害について述べ，BPSDについては他の成書を参照頂くこととする．

▶症例

70歳代男性　肺がん

入院時に，丁寧に説明を受けた病棟のルール（食事や消灯時間など）やこれからの検査予定の内容を覚えておらず，「そのような説明はありませんでしたよ」と説明があったこと自体を覚えていない．また，配薬された薬が内服されないまま床頭台に残っていることが頻繁にあり，「持ってきたラジオがない．盗まれた」と語気を荒げることもあった．入院後数日たっても自分の部屋を間違えることがある．

▶アルツハイマー型認知症（AD）

ADの診断基準は以下のようになっている 表3 ．

認知症の中でもADの認知機能障害で中核となるのは記憶障害である．出来事記憶（エピソード記憶：episodic memory）の障害が特徴であり，出来事を部分的に忘れるというより，その出来事の存在自体があたかもなかったかのように忘れ去られてしまう．たとえば，「お昼ごはんに何を食べましたか？」と尋ねて，内容が思い出せないというより，「お昼ごはんはまだ食べていません」と食べたこと自体を忘れてしまう返答となる．また記憶の中では，近時記憶（数分から数十日程度の記憶）が障害されやすいが，その程度の割に遠隔記憶（数カ月以上の記憶）は保たれやすい．記憶障害に続いて，見当識障害，遂行機能障害，視空間障害，言語障害，失行などがみられるようになる．見当識障害では，時間 ⇒ 場所 ⇒ 人の順番で障害されることが多いことから，例えば，場所や人物の見当識が先に障害されている場合などでは，他の疾患も含めてより注意深く鑑別を進める必要がある．遂行機能障害では，物事を順序だて

表3 DSM-5 におけるアルツハイマー型認知症の全体的な診断基準
〔日本精神神経学会（日本語版用監修），髙橋三郎・大野　裕（監訳）．DSM-5 精神疾患の診断・統計マニュアル．医学書院，2014．p.602-3 より〕

A．認知症の診断基準に一致
B．少なくとも 2 つ以上の認知機能領域で障害が潜行性に発症し緩徐に進行する
C．ほぼ確実な Alzheimer 型認知症：1 か 2 のどちらかを満たす
　1．家族歴または遺伝学的検査から Alzheimer 病の原因遺伝子変異がある
　2．以下の 3 つすべてがある
　　a．記憶・学習の低下および他の認知機能領域の 1 つ以上の低下
　　b．着実に進行性で緩徐な認知機能低下で，進行が止まることはない
　　c．混合性の原因がない（他の神経変性疾患や脳血管障害，他の神経疾患，精神疾患，全身疾患など）
　疑いのある Alzheimer 型認知症：1 か 2 を満たさない場合
D．脳血管障害，他の神経変性疾患，物質の影響，その他の精神・神経疾患または全身疾患ではうまく説明できない

て，円滑に進めることが難しくなるため，日常生活や仕事の面での支障が生じるようになる．視空間障害では，認知機能評価での図形の模写（ダブルペンタゴンや立方体の模写など）が困難となるが，日常生活では，よく知った場所でも迷うようになる．言語障害では，健忘失語（物の名前がわからなくなり，「あれ」，「それ」などの指示語が目立つようになる）や語性錯語（言いたい言葉と別の言葉を使用してしまうこと）などがみられるようになる．失行（物がうまく使えなくなる症状）も出現する．また，医療者からの質問に対して，回答がうまくできず，“取り繕う”ことがあったり，同席者に尋ねたり相槌を求める“振り返り”などもよく認められる反応である．

日常生活動作（activities of daily living：ADL）は病気が進行してから進むが，家事や公共機関を利用した移動，外出，服薬管理，金銭管理など，手段的日常生活動作（instrumental ADL）能力は早期から障害されやすい．進行するに従い，全般的な機能低下がみられるようになり，最終的には外的刺激への反応が極端に乏しく無言となり，失外套症候群とよばれる状態となる．これらの経過は，おおよそ前期（初期），中期，後期（末期）の 3 段階に分けて考えられている 図1 ．

これらの症状は，AD の脳における障害部位との関連性が基本的にある 表4 ．

JCOPY 498-22922

図1 AD の認知機能レベルと進行経過

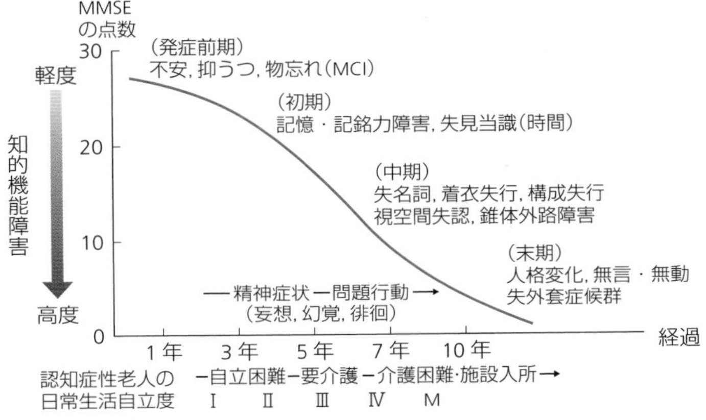

〔認知症スライドキット（エーザイ）[6] より〕

表4 AD の臨床症状と障害部位

症状	障害部位
記憶障害（物忘れと記銘力障害）	海馬・側頭葉内側部
語健忘，視空間認知の障害，失行	側頭・頭頂・後頭葉領域
意味記憶障害	側頭葉外側面
病識・自発性の低下	前頭葉

3. 評価のポイントと注意点

AD の主要症状は，緩徐に進行するエピソード記憶（出来事記憶）の障害から始まる記憶と学習の障害であり，遂行機能障害，視空間認知障害，失語，人格の変化などへと進行するのが一般的である．したがって，記憶障害の特徴（エピソード記憶）とその他の症候の把握，また緩やかに進行する経過の確認がまず大切である．また，病識については初期には保たれていることもあるが，基本的には乏しく，記憶障害がみられても自覚的な深刻さに欠けることも評価ポイントとなる．ただ，AD 患者は，取り繕いや場合わせ応答などがよく認められるため，特に軽度の段階においては患者一人での診察では評価が難しいことがよくある．そのため，可能な限りこれまでの状況をよく知る家族などに，治療開始前の状況についても丁寧に確認することが重要である．この場合，認知症の既往について確認するのは当然ではあるが，医療機関の受診歴がない場合，「認知症の症状はありますか？」という尋ね方では，大切な情報が引き出せないことが多い．したがって，認知症の症状によって生じやすい具体的な日常生活の支障を例にあげて確認することが重要である 表5 ．一方，家族などが必ずしもそれらの支障に気づいていない場合もやはりある．そのため，治療経過，特に入院などを行う場合には，言動や行動などを丁寧に観察し，何か疑わしい症状があれば専門医に相談することが理想である．

がん関連認知機能障害（CRCI：cancer related cognitive impairment）との鑑別については，CRCI の場合，注意，集中力困難，作業スピード，遂行機能障害などの症状が中心に認められる．そして，健忘症状の程度は比較的軽度で，AD でみられるような再認ができないほどのエピソード記憶の障害は通常認められない．また，AD でよくみられる

表5 AD による日常場面での様々な支障

- 取り組んでいた作業が一旦中断すると，何をしていたか思い出せない
- 移動を始めているうちに目的地を忘れる
- 広い駐車場の何処に車をとめたか思い出せない
- 同じものを何回も買う
- 人の話についていけない
- 物や人の名前がなかなか出てこない
- 方向感覚が悪くなった
- 知った場所であるのに迷子になってしまう
- 着衣の乱れ，シャツのボタンがうまくとめられない，ネクタイを結べなくなった
- 料理が手抜きになったり，同じメニューが繰り返される
- 料理の味付けがおかしくなった
- ごみの分別ができなくなった
- 財布が小銭でいっぱいになっている
- これまで興味があったことに関心を示さなくなった
- 外出が減った
- 掃除をしなくなった

など

病識の低下や症状への無関心さはみられず，自身の症状に敏感であり，そのことを気にすることが多いことなどがポイントとなる．ただし，AD がベースに存在した上で，CRCI が併存した場合は，その評価はかなり難しくなると考えられる．

4. 介入法と注意点（特にがん患者に関して）

AD の認知機能障害については，進行を遅らせることが期待される薬物療法としてコリンエステラーゼ阻害薬〔ドネペジル，ガランタミン，リバスチグミンとメマンチン（メマリー）の 4 種〕が国内で使用可能であるが，根本的治療法はいまだ確立されていない．そのため，認知機能障害に伴う非薬物療法的なアプローチや工夫が薬物療法と並行して大切となる．基本的に行うべきこととしては，まず患者の行動をよく観察し，苦手となっている工程を丁寧に見極めることである．この場合，その工程を細分化して，どの部分が苦手となっているのかを丁寧に評価する．そして，必要な部分だけの支援を行い，自身で行える作業は自身で行ってもらうようなサポートプランを考える．これは保たれている機能を他者が代行することによる廃用性の機能低下を防ぐ意味合いがある．

がん治療中に最も問題となりやすいものの一つに，セルフケア能力（不調の自覚と訴えの伝達，内服管理，ストマなどの管理など）の低下がある．この場合にも，入院中からしっかり評価を行っていれば，退院時にどのような支援が必要かの情報提供が可能となる．援助者が必要な場合，その代行者は身近にいるのか，身近にいない場合，誰に頼めるのか，などの観点からの検討も必要となる．また，服薬援助などでは，定期的な内服であれば可能なレベルの患者であっても，必要時に自身の判断で内服を行うことが難しくなることがある．その場合，症状（例えば，痛み）の見通しに合わせて，頓用薬を定期処方に組み込むなどの見直しも一つの検討事項となるかもしれない．認知症を併存するがん患者では，通常のサポートに加え，認知機能障害の存在とその特徴を把握し，どの部分を補うべきかを十分検討することが非常に重要である．

■文献

1）二宮利治（研究代表者）.「日本における認知症の高齢者人口の将来推計に関する研究」. 平成 26 年度 厚生労働科学研究費補助金特別研究事業研究報告書. 2015. https://mhlw-grants.niph.go.jp/niph/search/NIDD00.do?resrchNum=201405037A

2）服部英幸（研究代表者.「精神症状・行動異常（BPSD）を示す認知症患者の初期対応の指針作成に関する研究」. 平成 22 年度長寿医療研究開発費報告書. 2011. https://www.ncgg.go.jp/ncgg-kenkyu/kadai22.html

3）Sakata N, Okumura Y, Fushimi K, et al. Dementia and risk of 30-day readmission in older adults after discharge from acute care hospitals. J Am Geriatr Soc. 2018; 66: 871-8.

4）谷向 仁. 認知症を併存した高齢がん患者のこころのケア. 医薬ジャーナル. 2016; 52: 105-9.

5）日本精神神経学会（日本語版用監修）, 髙橋三郎・大野　裕（監訳）. DSM-5 精神疾患の診断・統計マニュアル. 東京: 医学書院, 2014. p.282-6.

6）認知症スライドキット（エーザイ）

〈谷向　仁〉

3-2 がん薬物療法に伴う認知機能障害

▶症例 1

72 歳女性　左乳がん術後再発（ホルモン陽性，HER2 陰性）

60 歳時に左乳がんを発症．術後補助療法として TC（ドセタキセル / シクロホスファミド）療法，さらにその後レトロゾールを 5 年間投与されている．仕事は事務職をしていたが 5 年前に退職し現在一人暮らし．3 年前に遠隔転移再発が見つかりアナストロゾールを投与されたが奏効せず，6 カ月前よりパクリタキセル / ベバシズマブ療法を開始されている．最近になって治療担当医が本人の服装の乱れに気づき，薬剤師に生活状況の聴取を依頼したところ，自宅に残薬が大量に残っていて長期に内服されていないことが判明した．そして後に短期記憶障害があることが判明したため，精神科チームの介入依頼とともに，担当のケアマネージャーに状況を説明し，逐一情報交換を行うこととなった．がん薬物治療を一旦終了したところ，徐々に認知機能は回復してきて内服の飲み忘れもなくなった．

▶症例 2

34 歳男性　悪性リンパ腫

仕事はデザイナー．小児期に悪性リンパ腫を発症し寛解，その後進学し就職したが，腹腔内リンパ節再発が見つかった．X 年 Y 月から，R-CHOP（リツキシマブ / シクロホスファミド / ドキソルビシン / ビンクリスチン / プレドニゾロン）療法が開始された．4 コース目より仕事を休みがちになっていることが本人より聞かれたため，看護師が生活状況を聴取した．職場は上司や同僚とも仲が良く雰囲気も良いとのことであったが，最近物忘れがあることと，創造性の欠如により仕事への自信を失いつつあり仕事をやめようと思っていることを吐露された．がん薬物治療開始直後からの症状であったことから使用薬剤による認知機能低下が疑われた．治療担当医より本人にはがん薬物治療の治癒効果は非常に高く長期生存が期待できることを説明し，完遂するまでがん薬物療法を継続することを勧めた．また認知機能の可逆性についても説明し安易な退職はせず，治療中は会社を休職し治療終了後に復職するよう提案した．

本人はこの後会社を休職し，治療の奏効を認め完遂．治療終了後1カ月後に復職した．以前程ではないが再び記憶が戻ってきたことと創造性が回復され元気に仕事をされるようになった．

1. がん薬物療法における認知機能障害の現状と機序

がんの診断あるいは治療に関連する認知機能障害は総称して「がん関連認知機能障害（CRCI: cancer related cognitive impairment）」とよばれている．原因としてはがんそのものの影響もあるが，がん薬物療法や放射線治療などのがん治療に関連したものもあり近年注目を集めている．本項では主にがん薬物療法における認知機能への影響について記述する．がん薬物療法が原因で生じる認知機能障害は「ケモブレイン」あるいは「ケモフォグ」とよばれ，発生頻度は17～70%とされている．

がん薬物療法は，細胞障害性抗がん薬，内分泌療法，分子標的薬，細胞免疫チェックポイント阻害薬に分類される．細胞障害性抗がん薬のうち，シクロホスファミドなどのアルキル化薬やプラチナ製剤は，直接DNA鎖間の架橋形成により細胞周期非特異的に作用し，直接的な細胞障害による認知機能障害を引き起こすと考えられる．また，シタラビン，メトトレキサート，5-フルオロウラシル（5-FU）などの代謝拮抗薬は，S期特異的に作用する．そのため脳細胞における葉酸代謝やチアミンを含む各種補酵素の代謝にも関与し，認知機能にも影響している可能性がある.

内分泌療法は乳がんや前立腺がんにおいて頻用されている．乳がんの治療では，抗エストロゲン療法としてアロマターゼ阻害薬や抗エストロゲン薬がホルモン感受性腫瘍の再発防止のために用いられており，エストロゲンの減少が認知機能に影響していると考えられる．またホルモン感受性前立腺がんの治療に用いられるアンドロゲン除去療法はテストステロンの高減少を引き起こし，さらに，テストステロンの減少はエストロゲンの減少も引き起こすため，認知機能障害を引き起こすと考えられている.

分子標的薬は細胞内のシグナル伝達分子を標的として抗腫瘍効果を発揮する低分子化合物や，細胞表面の受容体やリガンドと結合して効果を発揮するモノクローナル抗体薬がある．腎がんに使用されるスニチニブなどの低分子化合物は脳血液関門を通過しやすいため，認知機能に対して負の影響が示唆されている[7)]．また，抗血管新生チロシンキナーゼ阻害薬は30%以上の患者に認知機能低下をもたらすとの報告や，ALK陽性非小細胞肺がんに用いられるロルラチニブは臨床試験において可逆的な認知機能障害（17.8%）や言語障害（7.3%）が出現するとの報告がある．しかしB細胞性リンパ腫などに使用されるリツキシマブなどの分子量が大きなモノクローナル抗体薬においても認知機能低下を引き起こすことがありうる[6)].

免疫チェックポイント阻害薬は免疫チェックポイント受容体であるCTLA（cytotoxic T-lymphocyte antigen）-4, PD（program death）-1, PD-L1に作用し，抗腫瘍免疫応答の減弱を防止し抗腫瘍効果を発揮する．2019年11月現在，抗CTLA-4抗体はイピリムマブ，抗PD-1抗体はニボルマブ，ペンブロリズマブ，抗PD-L1抗体はアベルマブ，アテゾリズマブ，デュルバルマブが保険上使用可能な状態となっており，適応がん種も拡大している．免疫チェックポイント阻害薬はこれまでの細胞障害性抗がん薬と比較し全般的に副作用が少ないことで知られているが，特有の免疫関連有害事象を通して認知機能障害を起こすことがある.

2. がん薬物療法における認知機能障害の特徴

細胞障害性抗がん薬が急性の認知機能の低下を及ぼすという報告を 表1 [1-6] にまとめる.

乳がん患者においてドキソルビシン，シクロホスファミドによる治療終了後から3～10年後に記憶障害[9]や健常者と比較し言語，注意，集中力，自制についての障害がみられたとする報告[3]がある．また大腸がん患者におけるFOLFOXの言語記憶への影響[3]や卵巣がん患者の一次療法における認知機能の低下についての報告がある[4]．また非セミノーマ胚細胞腫患者においては，細胞障害性抗がん薬使用量と運動の精緻さ，学習能力の低下との関連を認めたと報告されている[5]．テストステロンは視空間認知やワーキングメモリーに重要な役割をはたし認知機能の向上と関係するが，そのレベル低下によって認知機能障害を引き起こすことがある．エストロゲンは言語性記憶や学習などに重要な役割をはたし

表1 認知機能に影響する可能性のある細胞障害性抗がん薬の報告

報告者（報告年）	測定時期	がん種	レジメン・薬剤	影響する認知機能
Conroy [1] (2012)	3-10年後	乳がん	DXR，CPA	記憶
Tchen [2] (2003)	治療中	乳がん	CEF，AC	言語，注意，集中力，自制
Cruzado [3] (2014)	治療終了6M後	大腸がん	FOLFOX	言語
Hess [4] (2015)	治療終了6M後	卵巣がん	不明	認識速度，注意
Welfel [5] (2014)	治療開始12M後	非セミノーマ	BEP，EP	運動・学習能力
Zimmer [6] (2015)	治療終了3M後	DLBCL	BR	客観的認知テスト

略記　CEF：シクロホスファミド / エピルビシン /5FU併用療法，AC：ドキソルビシン / シクロホスファミド併用療法，DXR：ドキソルビシン，CPA：シクロホスファミド，FOLFOX：5-FU/ オキサリプラチン / カペシタビン併用療法，BEP：ブレオマイシン / エトポシド / シスプラチン併用療法，EP：エトポシド / シスプラチン併用療法，BR：ベンダムスチン / リツキシマブ併用療法，DLBCL：びまん性大細胞型リンパ腫

ており認知機能の変化も引き起こす．細胞障害性抗がん薬，内分泌療法を受けた患者群と健常群において認知機能を比較した研究では，細胞障害性抗がん薬のみを受けた患者群のみならず，内分泌療法のみを受けた患者群においても認知機能障害が認められている[8]．免疫チェックポイント阻害薬は免疫関連有害事象である下垂体炎が二次的な精神症状を起こしうると考えられている．また決して頻度は高くはない（0.1～0.25%）が，免疫チェックポイント阻害薬により自己免疫性脳炎を起こし，致死的となりうるため注意が必要である[10]．近年一部のびまん性大細胞型B細胞リンパ腫と急性リンパ性白血病に対して上市された遺伝子導入T細胞（CAR-T）療法では，関連する脳症が起こりうる．その神経有害事象は決して稀でなく時に致死的であるため，注意深い神経モニタリング，とりわけ認知機能障害に注意する必要がある．

3. がん薬物療法における認知機能障害の評価のポイントと注意点

発達途上の小児期においては学習能力や社会生活，また成人期においては就労などへの影響がある．小児・若年における認知機能障害の誘因としては腫瘍因子（中枢病変を含む白血病，原発性脳腫瘍，脳転移），宿主因子（3歳未満，神経発達障害，社会経済状況，学習環境，女児，遺伝），治療因子がある．治療因子としてはがん薬物療法，頭蓋内照射，全身照射，頭蓋内手術がリスク因子といわれている．小児・若年においてはこれらのリスク因子を勘案し認知機能への影響について注意が必要である．小児では急性リンパ性白血病と認知機能障害についての報告が多いが，骨髄移植治療や全身放射線照射などの集学的治療を要するような場合に認知機能障害が起きやすい．がん薬物療法においては高用量のメトトレキサートやシタラビンとの関連が多く，フォローアップガイドライン[14]も出版されており参考にされるとよい．

がん患者における認知機能障害は高齢者においては自然な認知機能低下に加えて，さらなる負荷を及ぼしセルフケアや治療意思決定にも影響する．高齢化はがん発症の重要なリスク因子であり，高齢化とともに認知機能障害の頻度が増えるのは周知のごとくである．高齢者においては認知機能障害の有病率やがん薬物療法などの侵襲的介入による認知機能の影響を知ることは非常に重要である．コホート研究では高齢乳がん患者（65～84歳，平均70歳）を対象とした術後補助療法の認知機能を評価した報告があり，治療前（27%）と比較し治療後（63%）の認知機能悪化を認めたと報告されている[11)]．

認知機能障害の発見の契機としては，主に普段の生活の中で気づかれることが多い．今までできていることができなくなることや生活の簡単な指示に従えないこと，うまく生活の状況を説明できないなども注意が必要である．これらを発見するためにがん薬物療法の担当医が気づくことが肝要であるが，患者は治療担当医に生活の状況まで話したがらないことも多く，その際はがん治療に携わる看護師や薬剤師などによる病状聴取が期待される．1回の病状聴取では隠された認知機能障害が気づかれにくいことも多く，複数の視点が必要なこと，すなわちがん薬物治療チームや緩和ケアチームに相談を持ちかけ，さらに疑わしい場合には精神科医も含む緩和チームへの相談は特に有効である．治療チームは入院や在宅に戻られた後で観察者が変わることが多いので問題となる情報を共有することが特に必要となる．

4. がん薬物療法における認知機能障害に対する介入法とこれから

高齢者においても抗がん治療の発展により長期生存する症例が増えている一方で，認知機能障害が存在すると家族の介護負担が増大するなどの問題がある．がん治療中において患者の症状の訴えはとても重要であるが，認知機能障害により正確な症状の訴えが困難となり，セルフケアの低下をきたすと患者のQOLや生命予後への影響もありうる[12)]．さらに認知機能障害の進行は積極的な抗がん治療の中止を含むがん終末期の意思決定にも影響を与えるため注意が必要である．そのため全身状態が不良となるがん終末期までがん薬物療法を継続することは専門的緩和ケアへの導入を遅らせる懸念もあり厳に慎まなければならない[13)]．がん治療担当医はこれらのことを踏まえながら治療期や治療後の療養について，さらにはがん終末期における意思決定を早期に話し合う必要がある．

特に身寄りのない高齢者や小児，AYA（adolescence and young adults）世代など社会的な問題を抱えることが多い患者に対しては，社会福祉士，精神社会福祉士，介護福祉士などの社会的ケアのスペシャリストとも情報交換を行うなど，地域リソースの利活用が勧められる．薬物療法による認知機能障害はリスクを考慮して，まずは疑うことが肝心であるが，仮に認めた場合の対策については決まったものがない．がん薬物治療中に認知機能障害を疑った時には，まずがん薬物療法の目的や目標を再度確認することである．小児やAYA世代で生存率の向上を期待する場合は安易な薬剤の減量は慎むべきで，再発防止目的の術後補助療法としてがん薬物療法を行う場合は十分な投与量を保つ必要がある．逆に治癒不能がん患者で特に全身状態が良くない患者においては，認知機能障害の低下がQOL低下に影響するのであれば減量や中止も考慮に入れるべきである．一般的に認知機能における投与後の不可逆性については薬剤の種類により様々であるが，複数の薬剤を大量投与するような侵襲性の高い治療ほど長期予後は不良といえる．逆にロルラチニブのように一過性の認知機能低下で治療終了により速やかに回復するものもある．認知機能障害を認めた場合の薬剤の中止の可否はこれらの可逆，不可逆性も考慮に入れる必要がある．

近年は，がん薬物療法におけるブレイクスルーが起こっている．免疫チェックポイント阻害薬やCAR-T療法，さらには2019年6月に上市された遺伝子パネル検査とゲノム治療が代表であろう．これは次世代シークエンサーシステムを用いて包括的な遺伝子プロファイルが取得され，これらのデータは国内ではがんゲノム情報管理センター（C-CAT）へ集積されることとなっており治療開発に役立てられる．しかしながら現状ではがん治療と認知機能との関連性における研究は始まったばかりである．がん患者におけるがん治療はがん薬物療法のみにおいても細胞障害性抗がん薬と内分泌療法の併用で認知機能予後を悪化させる治療が報告されており，そこへ分子標的薬，免疫チェックポイント阻害薬などの新たな薬剤が併用されることで認知機能への負のシナジーも懸念される．がん治療と認知機能への影響を明るみにするための研究と知見の蓄積が重要であることはいうまでもないが，一方で医療者を対象に行ったアンケート[15]によるとケモブレインに関する認知度は未だ低く，これから医療者への啓蒙の必要性が高まってくるだろう．

■文献

1）Conroy SK, McDonald BC, Smith DJ, et al. Alterations in brain structure and function in breast cancer survivors: effect of post-chemotherapy interval and relation to oxidative DNA damage. Breast Cancer Res Treat. 2013; 137: 493-502.

2）Tchen N, Juffs HG, Downie FP, et al. Cognitive function, fatigue, and menopausal symptoms in women receiving adjuvant chemotherapy for breast cancer. J Clin Oncol. 2003; 21: 4175-83.

3）Cruzado JA, Lopez-Santiago S, Martinez-Marfin V, et al. Longitudinal study of cognitive dysfunction induced by adjuvant chemotherapy in colon cancer patients. Support Care Cancer. 2014; 22: 1815-23.

4）Hess LM, Huang HQ, Hanlon AL, et al. Cognitive function during and six months following chemotherapy for front-line treatment of ovarian, primary peritoneal or fallopian tube cancer: An NRG oncology/gynecologic oncology group study. Gynecol Oncol. 2015; 139: 541-5.

5）Wefel JS, Vidrine DJ, Marani SK. A prospective study of cognitive function in men with non-seminomatous germ cell tumors. Psychoncology. 2014; 23: 626-33.

6）Zimmer P, Mierau A, Bloch W, et al. Post-chemotherapy cognitive impairment in patients with B-cell non-Hodgkin lymphoma: a first comprehensive approach to determine cognitive impairments after treatment with rituximab, cyclophosphamide, doxorubicin, vincristine and prednisone or rituximab and bendamustine. Leuk Lymphoma. 2015; 56: 347-52.

7）Mulder SF, Bertens D, Desar M, et al. Impairment of cognitive functioning during sunitinib or sorafenib treatment in cancer patients: a cross sectional study. BMC Cancer. 2014; 14: 219.

8）Palmer J, Trotter T, Joy AA, et al. Cognitive effects of tamoxifen in pre-menopausal women with breast cancer compared to healthy controls. J Cancer Surviv. 2008; 2: 275-82.

9）Correa DD. Neurocognitive function in brain tumors. Curr Neurol Neurosci Rep. 2010; 3: 232-9.

10）貞廣良一，北野滋久，清水　研. 免疫チェックポイント阻害薬の副作用としての精神症状. Japanese Journal of Psychiatric Treatment. 2019; 34: 1257-62.

11）Hurria A, Rosen C, Hudis C, et al. Cognitive function of older patients receiving adjuvant chemotherapy for breast cancer: a pilot prospective longitudinal study. J Am Geriatr Soc. 2006; 54: 925-31.

12）Basch E, Deal AM, Dueck AC, et al. overall survival results of a trial assessing patient reported outcomes for symptom monitoring during routine cancer treatment. JAMA. 2017; 318: 197-8.

13）Hiramoto S, Yoshioka A, Inoue A, et al. Prognostic factors in patients who received end-of-life chemotherapy for advanced cancer. Int J Clin Oncol. 2019; 24: 454-9.

14) Long-term follow-up guidelines for survivors of childhood, adolescent, and young adult cancers version 4.0 -Oct 2012 27, 37page Neuro cognitive deficits.
15) 谷向　仁. がんに伴う認知機能障害の認識の向上のための啓発活動. 笹川記念保健協力財団 地域啓発活動助成（2018）報告書.

〈平本秀二〉

3-3 放射線療法に伴う認知機能障害

▶症例

60歳代　女性　乳がん

乳がん術後再発に対して，ホルモン療法を施行している．X-1年に右上肢が急に動きにくくなった．頭部造影MRIを施行したところ，左頭頂部に周囲に浮腫を伴う径2cmほどの増強像を認めたため，γナイフを施行した．施行後，腫瘍は縮小を認め，麻痺も改善した．しかし，照射から1年ほど経った頃より，右上肢の細かい動作がしづらいのと合わせて，言葉が出にくい，会話がかみ合わない，などに家族が気づいた．頭部MRIを再度施行したところ，γナイフを施行した左頭頂部から側頭部にかけて，白質にT2高信号の領域を広範に認めた．γナイフによる放射線性白質脳症（radiation-induced leukoencephalopathy）が疑われた．

1. 現状，疫学

がん治療では，治療手段の一つに放射線治療があり，原発性脳腫瘍や転移性脳腫瘍に対しては，脳に対しても照射が行われる．放射線は標準的な分割治療のほか，定位放射線として局所集中，脳全体（whole brain RT: WBRT）の照射がある．近年では強度変調放射線治療（intensity modulated radiation therapy）の使用頻度が高くなり，空間的・時間的に不均一な放射線強度をもつ照射ビームを多方向から照射することにより，病巣部に最適な線量分布を得ることが広まってきているが，一定の確率で放射線障害は起こりうる．

放射線治療では，治療対象の病変だけではなく，周囲の正常脳組織も放射線を受けることから，中枢神経系特有の放射線障害を生じる．また上咽頭や頭蓋底腫瘍の治療に際しては，治療部位の関係上，脳に放射線障害が生じる場合があり，認知機能障害も伴う．

放射線照射後の認知機能低下は，

- 2Gy を超える分割照射，
- 総放射線量，
- 照射を受けた脳容積，
- 治療時間

と関係する[1]．

また，化学療法の併用，年齢（7 歳未満，60 歳以上），血管リスク因子（糖尿病，高血圧）がある．一般に，線量が多く，分割数が少ないほど障害が生じやすく，治療時の年齢が低い方が予後が不良である[2]．

2. 放射線障害の特徴[3, 4]

放射線による神経毒性は，① 急性期，② 亜急性期から早期晩期，③ 晩期の 3 種類がある．

① 急性期: 放射線による血液脳関門の破壊により発生し浮腫を生じる．傾眠や頭痛，局所神経症状の出現．一般にステロイドで対応される．

② 亜急性期から早期晩期: 血液脳関門の破壊とミエリン鞘の可逆的な損傷が関係する．治療 1 ～ 6 カ月後に発生し，傾眠や神経症状の悪化とともに，近時記憶障害や注意障害が併発する．

③ 晩期: 治療数カ月後から数年で発生する不可逆的な病変．白質変化や放射線性壊死と関連する機能障害が出現する．進行性の注意障害，記憶障害を中心に全般的な認知機能低下が生じ，合わせて自発性の低下，失調歩行，尿失禁などを生じる．

急性期の変化と遅発性病変との関係は明らかではない．遅発性障害は，時間の経過と共に発生率が高まり，障害も高度になるが，その障害の程度や頻度は，厳密な追跡調査が難しいために明らかになっていない[4]．

全脳照射では，治療後6カ月以上生存した場合，その90%に何らかの認知機能障害が発生し，5%程度に施設入所を必要とするレベルの認知機能障害に進行する[5]．高度の認知機能障害は，中枢神経原発性のリンパ腫で頻度が高く，60歳以上の場合にはほぼ必発である．

全脳照射は，以上のような認知機能障害の影響が大きいことから，肺小細胞がんの予防的全脳照射については議論があった．

3. 放射線障害と認知機能障害

全脳照射が認知機能障害を引き起こす病態メカニズムには，代謝障害やシナプス可塑性の変化，海馬領域の神経新生の低下，白質変化などが提唱されている[6]．

1）放射線性壊死

放射線照射終了後6カ月から2年以内に発症することが多い．高度の血管病変と血漿滲出を伴う壊死が特徴である．大脳白質の局所性病変として進行性に発症し，頭蓋内圧亢進症状や局所脳神経症状を呈する．

動物実験から，血管内皮細胞の傷害が血液脳関門の傷害を引き起こし，異常な血管透過性が血漿の滲出をもたらすと考えられる．動物実験では，照射後の小血管網の構築の変化を検討したものでは，照射後2週間目から漏出が出現し，8～12週間後に一時的に回復するものの，16週以降に進行性に悪化したとの報告がある．壊死は，血栓や他の血管病変による栄養血管の閉塞による虚血性壊死と考えられることが多いが，これらの結果，低酸素を促進し，脳の凝固壊死や髄鞘の粗鬆化，グリオーシスなどを誘導し複雑な病巣を呈する．

通常は腫瘍床周囲に生じ，再発との混在もしばしばある．50Gy以上の照射後に生じ，全脳照射後の5～25%程度に生じるとされ，化学療法の併用により頻度が増す．定位放射線照射のように1回線量が多い場合は，少ない総線量でも発症する．

2) 白質の変化

血管内皮の二次的損傷や微小血管虚血の結果，脳の白質量が減少し，認知機能低下を引き起こす[7)]．全脳照射の総線量で比較をした場合に，36Gy の glioblastoma の患者の白質体積のほうが，23.4Gy の照射を受けた患者よりも容量が小さかった．白質病変はサイズが大きくなると，壊死を伴う場合が生じる．放射線性壊死を生じた場合には，外科的切除やステロイド投与が行われる．

血管新生阻害薬であるベバシズマブを使用した場合には反応率が高まるとの報告がある[8)]．

3) 照射部位

また照射を受ける領域も重要である．海馬領域では成人脳においても神経新生が生じていることが確認されており，認知機能やうつ病との関連が指摘されている．過去に放射線照射を受けた患者の死後脳の検討から，海馬領域を含む放射線照射を受けた glioblastoma の患者では神経新生が低下していたとの報告があり，神経新生領域を避けるような WBRT も試みられることがある．

4. 評価のポイントと注意点

認知機能障害は，それ自体が就労機会や社会参加の機会を奪い，患者の療養生活の質を低下させる要因となることから，認知機能障害の原因が悪性腫瘍か治療かに関わらず，その評価と対応が必要である．

認知機能障害を評価する上で注意すべき点は，認知機能低下に関連した患者の主観的な報告と客観的な心理検査の結果との関連が一般に低い点である．これは，認知機能検査の性能や心理検査を繰り返すと学習効果が生じるという検査自体の限界もあるが，倦怠感や抑うつなど別の身体的精神的問題が重なることや，患者自体が認知機能障害を自覚していない問題もある．

全般性認知機能を評価する方法として，臨床ではしばしば Mini-Mental State Examination（MMSE）が用いられる．MMSE は簡便に実施できる一方，認知機能障害を検出する感度は低い．認知機能障害が疑われる場合には，標準化された神経心理学的テストバッテリーの実施が推奨される．International Cancer and Cognition Task Force は，Hopkins Verbal Learning and Memory Test Revised や Controlled Oral Word Association（言語流暢性課題），Trail Making Test の実施を推奨している．全ての実施は困難であるが，遂行機能を評価する Trail Making Test（TMT）や word fluency test は忙しい臨床でも比較的実施が容易な評価法である．

5. 介入と注意点

放射線療法に伴う認知機能障害の多くは，白質病変を伴う不可逆的な病変である．薬物療法と非薬物療法の両者が検討されている．

また，全脳照射や予防的全脳照射（prophylactic cranial irradiation：PCI）では，海馬領域を照射領域から外す試みがあり，通常の照射と比べて記憶障害の発生頻度が低かったとの報告がある．

1）非薬物療法

リハビリテーションを中心に検討されている．中枢神経系腫瘍，非中枢神経系腫瘍とも，機能障害そのものに働きかける回復を目指したリハビリテーションと代替手段を獲得する代償的リハビリテーションのアプローチを併用する．

どちらのアプローチでも，中枢神経系の障害の部位や範囲によって，その効果は様々である．患者と介護者を対象に，問題解決と記憶の改善を目指した認知リハビリテーションを行った検討では，半数が新たな戦略を獲得した一方，機能や QOL の改善は認められなかった．コンピュータを用いた認知回復リハビリテーションでは，自覚症状の改善は認めたものの，客観的な評価では有意差は認められなかった．

2）薬物療法

原発性脳腫瘍に対しての放射線照射による認知機能障害に対して，ドネペジルが試みられている．プラセボ対照比較試験においても，治療開始前に認知機能障害が著しかった群を中心に記憶と精神速度の改善が認められており，ドネペジルはより高度の認知機能障害を伴う中枢神経系腫瘍患者の認知改善効果が期待される．

メチルフェニデートに関しては，知見が限られている．原発性脳腫瘍の患者を対象とした比較試験では，主観的評価，客観的評価とも有意な変化を認めていない．

メマンチンは，グルタミン酸神経の興奮による神経毒性を抑制する効果を期待する動きがある．全脳照射の際に予防的に投与された試験では，記憶障害，精神速度，実行機能の低下は小さかったもののその差異は微小であった．

■文献

1) Lee AW, Kwong DL, Leung SF, et al. Factors affecting risk of symptomatic temporal lobe necrosis: significance of fractional dose and treatment time. Int J Radiat Oncol Biol Phys. 2002; 53: 75–85.

2) Szerlip N, Rutter C, Ram N, et al. Factors impacting volumetric white matter changes following whole brain radiation therapy. J Neurooncol. 2011; 103: 111–9.

3) Taphoorn MJ. Neurocognitive sequelae in the treatment of low-grade gliomas. Semin Oncol. 2003; 30 (6 Suppl 19): 45–8.

4) Taphoorn MJ, Klein M. Cognitive deficits in adult patients with brain tumours. Lancet Neurol. 2004; 3: 159–68.

5) Crossen JR, Garwood D, Glatstein E, et al. Neurobehavioral sequelae of cranial irradiation in adults: a review of radiation-induced encephalopathy. J Clin Oncol. 1994; 12: 627–42.

6) Greene-Schloesser D, Moore E, Robbins ME. Molecular pathways: radiation-induced cognitive impairment. Clin Cancer Res. 2013; 19: 2294–300.

7) Correa DD, DeAngelis LM, Shi W, et al. Cognitive functions in survivors of primary central nervous system lymphoma. Neurology. 2004; 62: 548–55.

8) Wang Y, Pan L, Sheng X, et al. Reversal of cerebral radiation necrosis with bevacizumab treatment in 17 Chinese patients. Eur J Med Res. 2012; 17: 25.

〈小川朝生〉

3-4 身体的苦痛が認知機能に与える影響

▶症例 「人格障害」と言われた女性

47歳女性 乳がん術後再発

X−1年春，A病院にて，右乳がんにて右乳房切除術およびリンパ節郭清術を施行．X年に入り術後皮膚を中心とした広範囲な瘢痕様の炎症性病変の出現と呼吸困難を訴え，当院乳腺センターに紹介受診．画像上胸壁皮膚転移と両側胸水貯留が認められ，胸水より腺がんが検出されたことから，パクリタキセルによる治療が開始された．幸いなことに胸水の再貯留はなく，画像上，皮膚病変も制御されていたが，受診時より存在した胸部の「ビリビリするような」痛みは改善しなかった．乳腺センターからの処方であるオキシコンチン徐放錠の増量にも反応せず，時間外受診が頻回となり，救急外来では付き添いの夫に度々怒鳴りつける場面が確認されていた．X年初夏に，疼痛コントロール目的に乳腺センターに入院．緩和ケアチームに診療依頼となった．受診時，胸部全体の焼け付くような痛みを訴え，疼痛部の過敏性が認められた．胸壁および胸部皮膚転移が神経障害性疼痛を誘発しているものと考え，オキシコンチンをタペンタドールにスイッチングし，ミロガバリンの追加を行った．入院1週間ほどで疼痛の軽減がみられ，情動も安定しつつあるようにみられたが，医療者側の「もう少し痛みが取れたら退院」という発言に対し「見捨てられた」と反応し，突然攻撃的な態度をみせるようになった．

病棟とのカンファレンスにて主治医らより「頭部MRIでは明らかな転移病変はない．外来では夫を罵倒することもあり，人格の問題もあるのではないか」と判断されたが，精神症状担当医が家族か

JCOPY 498-22922

ら聴取した情報によると，今回の再発以前は家族や友人との人間関係や適応について問題はみられなかった．結局，患者の強い希望にて退院となり，筆者が緩和ケア外来で継続診療を行うことになった．

退院後の初回緩和ケア外来では熟睡の不良を訴えており，クエチアピンを追加したが，驚いたことに次の外来では「入院時はすいませんでした」と述べ，疼痛が強い時期は何か物事をやろうとしても思考が全くまとまらなかったことを吐露した．

現在でも，睡眠覚醒リズムが崩れがちであり，起床した際その日の活動を行うことに億劫さを強く感じることが時々あり，「主婦として何もできていない」と自責感に繋がることを訴えた．そこで，「睡眠リズムの崩れや動揺する意欲が自己コントロール感を低下させている」ことについて共感的対応しつつ，日中可能そうなら何らかの活動を行うことで疲労が低減し，自信の改善になることを伝えた．その上で，生活のメリハリを整える手段について患者や夫と考えていくことを提案．患者からは起床時，その日の活動が困難と感じた時には「一度シャワーを浴びてみる」「近所のコーヒーショップに行き好物のケーキを食べてみる」といった建設的対応が発せられた．

1. がんに伴う身体的苦痛と認知機能障害，その現状と意義

疼痛や全身倦怠感，呼吸困難，不眠といったがん患者に生じやすい身体的苦痛がその人の思考力を低下させ，本来のパフォーマンスが発揮できないことについては読者の方々もイメージがつくのではないだろうか．しかしながら，これら身体的苦痛ががん患者の認知機能にどのような影響を与えるのか，という研究は乏しく，非がん患者を対象にしたものがほとんどである．これらの知見をそのままがん患者に当てはめることは安易に行うべきではないが，がん患者が身体的苦痛に起因する認知機能の低下によって，生活の支障をもたらすことを類推する上で意義があろう．本稿ではがん患者に生じる身体的苦痛が具体的にどのような認知機

能を低下させるかということについて，個々の苦痛症状別に述べつつ，いささか専門的にはなるが，これら身体的な苦痛が中枢や免疫系を介し不眠，抑うつ・不安を合併するメカニズムを取り上げることで，患者の苦痛の包括的な理解をする上で役立てるものとしたい．

2. 疼痛が認知機能に及ぼす影響と特徴

疼痛がその人の注意力を奪い，生活に支障を与えることについては想像に難くない．しかし，具体的に疼痛を有する患者を対象とした研究はがん性疼痛においては非常に少なく，数字の順唱や逆唱のタスク（すなわち短期記憶）に影響するという報告[1]やがん性疼痛を有する患者群に認知機能障害が多い傾向にあるという小規模な研究[2]程度である．一方，慢性疼痛症など非がん患者を対象とした神経心理学的研究はがん性疼痛に比べてかなり進んでおり，いくつかの総説がまとめられている．先に記したように，これらの研究結果をがん患者にそのまま当てはめることは慎むべきであろうが，疼痛がその人の quality of life（QOL）に与える影響を知る上では有用であろう．Moriarty ら[3]のレビューは，疼痛が障害をもたらす個々の認知機能領域や認知機能を低下させる脳内機構にまで言及しており，疼痛と認知機能障害との関係を知る上で注目に値する．本文献によると，疼痛は

① 主観的および客観的な注意機能を低下させる．特に注意の切り替えが柔軟でなくなり，複数のことをしようとすると間違えが増える（注意課題干渉の低下）

② 短期記憶，特にワーキングメモリーの障害

③ 長期記憶においては潜在記憶，すなわち意識をしなくとも「勝手に手が動く」タイプの記憶は影響を受けないが，言葉や知識などを思い出す記憶については影響を受ける

④ 反応時間や精神運動機能の低下

⑤ 遂行機能障害

といった広範囲な領域の認知機能領域に障害を与えることを指摘する．具体的に，相手先から聞いた電話番号を，電話を切った後に再び電話に

打ち込もうとするような動作に困難が生じ（ワーキングメモリーの障害），料理といった実は複雑な行程を要する作業が病前よりスムーズにできず（遂行機能などの障害），以前覚えた知識や単語が思い出せない（想起の障害），などといった実生活への障害が生じる．

3. 倦怠感，睡眠障害が認知機能に及ぼす影響と特徴

がん関連倦怠感（cancer related fatigue：CRF）はがん患者の 70 ～ 100% が経験し，がん診断後 10 年を経過しても 20% の患者がその症状が持続する可能性がある QOL に影響をきたす苦痛の一つである[4)]．一方，がん患者における不眠はおよそ 50% に認められ[5)]，CRF と強い関連がある．がん患者の認知機能障害をきたす因子として倦怠感をあげる研究はいくつか存在し，臨床上注意すべき特徴がある．まず，CRF は客観的な認知機能の回復を阻む可能性がある．Lyon ら[6)] は 75 人の早期乳がん患者を対象に 10 種の認知機能項目の評価が可能なテストを用い，倦怠感や抑うつ・不安といった症状も同時に評価をしつつ，2 年間の追跡調査をしたところ，多くの患者が記憶領域以外の認知機能の改善を示したものの，倦怠感と抑うつ・不安の合併は全般的な認知機能の改善の回復を阻害することを指摘した．CRF やがんに伴う睡眠障害がどのような認知機能領域を低下させるのかということについては，がん種やテストバッテリー，治療内容の差によって異なるが，少なくとも自覚的な集中力の低下においては支障をきたす可能性がある．Attentional function index（AFI）という日常生活において集中力や注意力がどの程度保たれ，ミスや物忘れが生じたかという 13 もしくは 16 の項目を自己評価するという尺度[7)] を用いた研究では，倦怠感や抑うつ・不安，自覚的な睡眠の質の悪さが AFI の低さと関連しているとする報告がある[8, 9)]．また，認知機能と倦怠感の関係を調べた研究では抑うつ・不安といった気分症状に関する評価も行っており，倦怠感と同時に抑うつ・不安も自覚的および認知機能を下げる因子となっている[8, 10, 11)]．つまるところ，CRF は自覚的な注意力を低下させ，自己肯定感の低さから抑うつ・不安が生じ，そのことがさらに集中の持続や達成感に悪循環をもたらし，

結果として客観的な認知機能の低下を招いているのかもしれない.

4. 呼吸困難と認知機能障害の関連，特徴

がんに伴う呼吸困難は患者の転帰を予測する症状の一つとされ，予後6週の患者の70 %に生じるとされる[12]．しかしながら，呼吸困難という自覚的症状と認知機能の関連を調べた研究はがんのみならず，非がん患者においても限られる．Freemanら[12]は18歳以上の在宅緩和ケアを受けている患者の呼吸困難を有する群の特性を調査した．これによると，cognitive performance scale（CPS：意思決定能力，短期記憶，意思伝達能力，食事行為などから評価される尺度．介護保険診断書に記載される項目は本尺度を基にしている）により「中等度の認知の障害がある」患者に呼吸困難の頻度が高くなる傾向にあることを示した．一方，呼吸困難と認知機能の関連について，慢性閉塞性肺疾患（chronic obstructive pulmonary disease：COPD）において，COPD assessment test（CAT）という呼吸困難や日常のADLに関する自己評価尺度と認知機能との研究が行われつつあり，CATスコアの高さがMMSEにより評価される認知機能の低下や抑うつと相関している可能性[13]が指摘されている．このように，呼吸困難という症状がCPSやMMSEといった簡易的なスクリーニングスケールに反映するほど認知機能にインパクトをもたらす可能性があり，呼吸困難ががん患者の重要な苦痛症状の一つであることを考えれば，より臨床面に還元できる研究が待たれる.

5. 身体的苦痛が精神的苦痛に与える影響とそのメカニズム

「3. 倦怠感，睡眠障害が認知機能に及ぼす影響と特徴」の項でも記したように，倦怠感や睡眠障害など身体的な苦痛と抑うつ・不安といった精神症状はがんの認知機能障害においては不可分な因子と考えられる．症例に示したように，がんに伴う身体的苦痛が思考力や情緒面に著しい障害をもたらすことを考えれば，身体的苦痛がどのように認知機能や情

動面に影響を与えるか，というメカニズムについて理解する必要がある．

まず，疼痛と情動，認知機能に関する脳内機構については大脳辺縁系に存在する前帯状回が痛みや情動に伴う適切な行動選択に関与すると考えられている．感覚と認知を司る同部位では処理リソースが限られており，疼痛と認知処理の競合により認知機能が低下する（limited resource theory）．同時に前帯状回は扁桃体と同様に怒りや不安など情緒面に重要な役割をはたしており，長期的な疼痛刺激により，怒りや抑うつ，不安を生じさせる．一方，分子レベルでは痛み刺激によりNMDA型グルタミン酸受容体を介した中枢感作が形成され，さらに痛みや情緒面の異常を増強する[3]．Bowerら[4]は，腫瘍や抗がん治療に伴うIL-6やTNFαといった炎症性サイトカインが視床下部－下垂体－副腎皮質系の異常や中枢カテコラミン，神経栄養因子の減少をきたし，認知機能障害，不眠，倦怠感，抑うつを生じさせる可能性を自らの研究で明らかにした．

疼痛や倦怠感により思考力が低下し，自己統制感の不全に陥っている患者に対しこのようなモデルを説明することは，患者の困惑を低減する一助になるかもしれない．

6. 評価および鑑別のポイントと注意点

1）自覚的な注意疲労について尋ねる

倦怠感，睡眠障害の項で記したAFI[7]は日本語版が存在しないものの，その質問内容のエッセンスは患者の日常生活上での計画立案，行動の遂行に関する意欲や注意力を知る上で役立つ．すなわち，

「何か物事を開始することや，日々のスケジュールを計画することがおっくうだと思いますか？」

「時間や労力を要することを行うことに面倒だと感じたことはありませんか？」

「集中力や決断力が低下していると感じることはありませんか？」

「間違いが多くなったと感じることはありませんか？」

「その日に行ったことや話した内容について覚えていますか？」

「ちょっとしたことでイライラすることはありませんか？」などである．

実は医療者が思っているより多くのがん患者がこれらのことで悩んでいることに留意すべきであり，特に社会的接点が多い外来患者に対しては積極的に尋ねるとよい．

2）病状の変化や認知機能の低下との因果関係について明らかにする

自覚的な注意力の低下については直接的に尋ねることができるが，MMSEなど簡易的な知能検査では捉えられない微細な客観的な機能障害を日常臨床で調べることは困難である．そこで，「料理など家事がスムーズにできなくなった」「物忘れが多い」「気分がイライラする」といった症状変化について，本人や家族など周囲の人から詳細に聴取し，病状変化や投薬との関係を縦断的に追視することが重要になる．特に強い身体的苦痛は本症例のように認知機能のみならず，情緒の不安定さを招き「性格の問題」というレッテル貼りがなされるケースを筆者は他にもしばしば経験してきた．したがって，医療者は病前の生活能力や適応状況を評価した上で，現在の機能障害や情動の不安定の原因について，病状変化や身体的な苦痛もしくは薬剤など，どの因子が関与しているかについて鑑別を行う必要がある．

7. 介入法と注意点

1）まずは薬物療法や放射線照射，神経ブロックにより十分な「痛み」の軽減をはかるよう試みる

当たり前のように感じられるかもしれないが，先に述べたように身体的苦痛のコントロールが不十分な状態で認知機能障害や情動の不安定さが生じた状態で，先に「心理療法」で対応しようとすることは適切とはいえない．我々医療者は「患者の性格に問題がある」とする前に，適切な苦痛（特に疼痛）のコントロールを試みるべきである．

2）認知行動療法的アプローチ

がんに伴う認知機能障害やCRFに対し，特に乳がん患者やがんサバイバーを対象にした認知行動療法の有効性[14, 15]が報告されている．その技法の詳細については成書[16, 17]を参照されたいが，疼痛や倦怠感，睡眠障害による意欲の低下から行動レパートリーが少なくなり，患者の自己コントロール感が制御できなくなることで，悲観的かつ偏った思考様式が形成される．例えば，疼痛や倦怠感により自らの行動を結果的に狭めている患者に対しては，日々の生活記録をつけてもらうことで「もう少し自分ができそうなこと」について患者と話し合い，自己効力感を高める工夫をする．また，活動時間が減ったことで「役立たずになってしまった」と落ち込む患者に対しては，パートナーなどの援助者が「決してそうではない」ことを保証しつつ，日々できていることに対して再評価を行い，患者にとって建設的になりうる代替思考を治療者と患者，援助者とで考えていく．

■文献

1）Matuoka JY, Kurita GP, Nordly M, et al. Validation of a battery of neuropsychological tests for patients with metastatic cancer. Clin Nurs Res. 2019; 1054773819831210.

2）Van Arsdale A, Rosenbaum D, Kaur G, et al. Prevalence and factors associated with cognitive deficit in women with gynecologic malignancies. Gynecol Oncol. 2016; 141: 323–8.

3）Moriarty O, Mcguire BE, Finn DP. The effect of pain on cognitive function: a review of clinical and preclinical research. Prog Neurobiol. 2011; 93: 385–404.

4）Bower JE, Ganz PA. Symptoms: fatigue and cognitive dysfunction. Adv Exp Med Biol. 2015; 862: 53–75.

5）O'donnell JF. Insomnia in cancer patients. Clin Cornerstone. 2004; 6 Suppl 1D: S6–14.

6）Lyon DE, Cohen R, Chen H, et al. The relationship of cognitive performance to concurrent symptoms, cancer- and cancer-treatment-related variables in women with early-stage breast cancer: a 2-year longitudinal study. J Cancer Res Clin Oncol. 2016; 142: 1461–74.

7）Cimprich B, Visovatti M, Ronis DL. The attentional function Index--a self-report cognitive measure. Psychooncology. 2011; 20: 194–202.

8）Chen ML, Miaskowski C, Liu LN, et al. Changes in perceived attentional function in women following breast cancer surgery. Breast Cancer Res Treat. 2012; 131: 599–606.

9）Crouch A, Von ah D. Incidence and factors associated with attentional fatigue in working long-term breast cancer survivors. Clin Nurse Spec. 2018; 32: 177–81.

10) Vearncombe KJ, Rolfe M, Wright M, et al. Predictors of cognitive decline after chemotherapy in breast cancer patients. J Int Neuropsychol Soc. 2009; 15: 951–62.

11) Tometich DB, Small BJ, Carroll JE, et al. Pretreatment psychoneurological symptoms and their association with longitudinal cognitive function and quality of life in older breast cancer survivors. J Pain Symptom Manage. 2019; 57: 596–606.

12) Freeman S, Hirdes JP, Stolee P, et al. Correlates and predictors of changes in dyspnea symptoms over time among community-dwelling palliative home care clients. J Pain Symptom Manage. 2015; 50: 793–805.

13) Miravitlles M, Molina J, Quintano JA, et al. Depressive status explains a significant amount of the variance in COPD assessment test（CAT）scores. Int J Chron Obstruct Pulmon Dis. 2018; 13: 823–31.

14) Vance DE, Frank JS, Bail J, et al. Interventions for cognitive deficits in breast cancer survivors treated with chemotherapy. Cancer Nurs. 2017; 40: E11–27.

15) Ebede CC, Jang Y, Escalante CP. Cancer-related fatigue in cancer survivorship. Med Clin North Am. 2017; 101: 1085–97.

16) S. ムーリー, S. グリア（著）, 鈴木伸一（監訳）. がん患者の認知行動療法　メンタルケアと生活支援のための実践ガイド. 1 版. 京都: 北大路書房; 2016.

17) 伊豫雅臣, 他編. 慢性疼痛の認知行動療法　“消えない痛み” へのアプローチ. 1 版. 東京: 日本医事新報社; 2016.

〈佐伯吉規，川原玲子〉

3-5 支持療法に伴う認知機能への影響

A. 医療用麻薬

▶症例

65歳女性　卵巣がん術後再発

腹部の痛みに対してオキシコドン徐放錠 10mg　1回1錠1日2回を服用中.

オキシコドンが開始になってから痛みは良くなったと言われるが, 何となく元気がないと家族からの相談あり.

患者:「痛みは本当に良くなりました. 食事もできるようになりました. 吐き気もありません. 夜はあまり眠れていません. 途中で何度も目が覚めます.」

薬剤師:「夜に眠れないのは嫌な夢をみますか？　オキシコドンのような種類の痛み止めを飲むと, 飲み始めてしばらくの間, あるはずのないものが見えたり, 例えば, ネズミが走ったり, 天井に虫が見えたりする人がいますが, そのようなことはありませんか？」

患者:「薬の副作用なんですか！　私はてっきり自分がおかしくなったと思っていました. お医者さんや看護師さんは, 吐き気や便秘のことは説明してくれましたが, 何かが見えるなんて一度も聞いていません. でも, 安心しました.」

本症例は, 幻視に対する薬物治療は希望されず, 経過観察となり, その後症状は消失した.

1. がん医療における現状

近年，早期からの緩和ケアの一つとして，抗がん薬治療中からのオピオイド鎮痛薬の導入がある．抗がん薬治療も外来で実施されることが増えているので，オピオイドの開始も外来でということになる．かかりつけ薬局や薬剤師の訪問指導が十分に浸透していればこのような問題は減少すると考える．

オピオイド鎮痛薬は現在，6 成分が使用可能であり，その特徴は異なる．モルヒネは基本薬であるが，代謝物に活性があることから，腎機能低下時には選択しない方がよい．

薬剤性のせん妄についてのエビデンスは，症例報告しかないため，どのオピオイドの頻度が高いかは不明である．

2. 認知機能障害の特徴

オピオイド鎮痛薬開始時の認知機能低下は，悪心・嘔吐や便秘と並んで傾眠が多い印象をもたれている医療者は多いが，最近は徐放製剤を少量から開始することが多く，従来いわれていた悪心・嘔吐や便秘，傾眠はほとんどない．

一方で，本症例のような幻覚とくに幻視は決して多くはないが，稀ではない．では，なぜ顕在化しないかというと，医療者が説明や確認をしないこと，患者が羞恥心から自ら訴えないこと，などが考えられる．

3. 評価のポイントと注意点

オピオイド鎮痛薬によるせん妄は様々である．過活動型せん妄はわかりやすいが，本症例のような幻視は本人しかわからない．また，特徴でも記載したように，羞恥心から医療者や家族に訴えない場合もある．患者に対しては「何か，見えませんか？」といった聞き方より，「薬の副作用で，あるはずのないものが見えたり，例えば，ネズミが走ったり，天井に虫が見えたりする人がいますが，そのようなことはありませんか？」と尋ねるとよい．

4. 介入方法と注意点

せん妄の治療の第一選択は原因除去であるが，痛みがある場合に鎮痛薬の中止はできない．よって，別の鎮痛薬に変更することになる．しかし，オピオイドスイッチングは，どのオピオイドからどのオピオイドへといったエビデンスはない．

薬物治療としては，リスペリドンやブロナンセリンのような比較的眠気の少ない抗精神病薬を選択する．幻視は日中に発現するので，傾眠作用の強い薬剤は避けることが望ましい．通常，1回服用することで，数時間後に症状が消失することが多い．数日間継続していったん中止し，症状が再燃しなければそのまま終了とする．

本症例の場合のように，経過観察で消失する場合もあることと，他の意識障害のように患者が判断できない状況ではないことが多いため，治療方針は患者の意思を尊重する．

B. 抗精神病薬

▶症例

84歳女性　多発性骨髄腫

腰背部痛に対してオキシコドン徐放錠5mg　1回1錠1日2回と予防的制吐目的にプロクロルペラジン錠5mg　1回1錠1日3回，便秘予防に酸化マグネシウム錠330mg　1回1錠1日3回が処方され服用した．

夕方から内服を開始し，夜間は痛みも治まりよく眠れたが，今朝はまた少し痛いとのことで，朝の薬を服用したところ，やや傾眠ではあるが昼食をすべて食べたため，昼食後のプロクロルペラジンと酸化マグネシウムを服用した．

この時点で，オキシコドンは合計 10mg，プロクロルペラジンは 15mg，酸化マグネシウムは 990mg 服用したことになる．

その後，夕食前には意識は朦朧とし，つじつまの合わないことを言いながら，ベッドに横たわっていたため，内服はいったん中止し，食事も控えた．

翌朝には傾眠は改善していたが，痛みが再燃したため，オキシコドンのみ服用することで，傾眠の出現はなく痛みは軽減した．その後．オキシコドンは 1 回 10mg に増量し痛みが軽減したため退院となった．

1. がん医療における現状

1980 年代にオピオイド鎮痛薬として，モルヒネしかなかった時代は，悪心・嘔吐が 2 割程度に出現しており，予防的制吐剤としてプロクロルペラジンやハロペリドールが処方されていた．その時のモルヒネ製剤の最小用量は 1 錠 10mg で徐放性も現在の製剤ほど良くなく，最高血中濃度と最低血中濃度の差が大きく，1 日 2 回では，最高血中濃度での眠気や吐き気の副作用が問題になり，最低血中濃度での痛みの出現が問題となり，実際は 1 日 3 回に分割するなどの工夫がなされていた．

しかし，最近発表された徐放性製剤は，改良され最高血中濃度と最低血中濃度の差が小さくなり，12 時間製剤は 1 日 2 回，24 時間製剤は 1 日 1 回で，鎮痛効果が期待でき，さらに副作用は少ない．

予防的制吐剤については欧米では行っておらず，日本においても 2010 年ごろより議論になり，多施設共同前向き試験などによって，制吐剤の予防効果がないことが証明された．よって，現在は予防的な制吐剤の投与は推奨されていないが，未だに処方する医師は少なくない．

2. 認知機能障害の特徴

抗精神病薬による早期に出現する認知機能障害は，錐体外路障害や身の置き所のなさ，傾眠などである．具体的には，服用開始数日後より何となく応答が遅い，携帯電話の操作が困難，などがある．本症例のように高齢で腎機能低下の可能性がある場合は，早期に傾眠になることがある．

3. 評価のポイントと注意点

本症例のように症状が急激に出現し，強い場合は比較的原因薬剤を特定しやすいが，傾眠がもう少し弱い場合はオピオイド鎮痛薬の傾眠と判断されて，痛みがあり，オピオイド鎮痛薬の投与量が少ない，すなわち増量が必要であるにもかかわらず，増量しないか，場合によっては減量

図1 悪心・嘔吐と受容体の関係

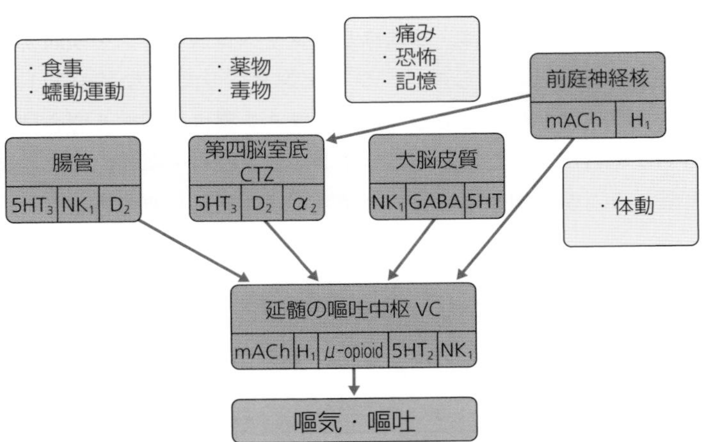

α_2：α_2 アドレナリン受容体　D_2：ドパミンタイプ 2 受容体　GABA：γ-アミノ酪酸
5HT, $5HT_2$, $5HT_3$：5-ヒドロキシトリプタミン（セロトニン）タイプ不明，タイプ 2，タイプ 3 受容体
H_1：ヒスタミンタイプ 1 受容体
mACh：ムスカリン性コリン受容体
NK_1：ニューロキニンタイプ 1

されることがある（図1）.

現在は制吐剤の予防投与は行わないことを原則とするが，同時に処方されている場合は，まず傾眠作用のある制吐剤（抗精神病薬）を中止する.

腎機能の程度と服用期間と服用量にもよるが，プロクロルペラジンの場合は，通常は数日以内に改善する.

4. 介入法と注意点

オピオイド鎮痛薬による悪心・嘔吐には，ドパミン受容体が関与している悪心と，動揺病のような体動時の嘔吐がある．プロクロルペラジンやオランザピンは両方の作用をもっていることから制吐効果が期待できるが，傾眠やせん妄のリスクがある．特にオランザピンは糖尿病を悪化させることから，糖尿病に対しては禁忌である（表1）.

持続する悪心に対しては，ドンペリドンやメトクロプラミドを選択する．メトクロプラミドは通常では発現しないが，高用量を投与すると錐体外路症状が出現することがある．ドンペリドンやメトクロプラミドの効果が不十分な場合は，リスペリドンやペロスピロンを検討する.

体動時の嘔吐に対しては，ジフェンヒドラミンなどの第1世代の抗ヒスタミン薬が有効である．抗ヒスタミン薬は持続する悪心に対しても有効な場合があるため，オピオイドによる悪心・嘔吐に対する第一選択となりうるが，副作用としての傾眠には注意が必要である.

表1 抗精神病薬と受容体親和性

	D_2	$5HT_{2A}$	$5HT_{2C}$	$5HT_3$	H_1	α_1	α_2	mACh
ハロペリドール	+++	+	−	−	−	++	−	−
プロクロルペラジン	+++	++	+	−	++	++	−	++
クロルプロマジン	+++	+++	++	−	+++	+++	(+)	++
リスペリドン	+++	+++	++	−	+	+	+++	−
オランザピン	++	+++	+	+	++	++	+	++
クエチアピン	+	+	(+)	−	++	+	++	−

〈岡本禎晃〉

3-6 睡眠障害に伴う認知機能への影響

▶症例

62歳男性　膵臓がん

診断時点で手術による切除は不可能との判断で，今後抗がん薬治療を受ける予定となっている．抑うつや不安は目立たないが，自覚症状として全身倦怠感が徐々に強くなっており，日中は臥床がちであり夜間不眠を訴えている．最近，予定を忘れることがしばしばあり，生活場面で不注意が多くなったと家族が気づき主治医に相談を行った．本人からは不眠とともに日中の眠気が強いことも訴えがあった．主治医からのアドバイスで睡眠覚醒リズム表を記入してもらうと，睡眠時間は不眠のため1日4時間程度と短い日が多く，夜間睡眠のタイミングも不規則であり，日中に長時間の昼寝をしている日も散見された．このため，不適切な生活習慣を改善するため，睡眠時間帯を規則的にし，適切な仮眠習慣にするなど，包括的な睡眠衛生指導を行った上で，少量の睡眠導入剤の処方が行われた．その結果，6時間程度のまとまった夜間睡眠が確保できるようになり，熟眠感が得られるとともに，30分程度の昼寝をすれば，日中の眠気で支障をきたさないようになった．また，家族が懸念していた生活上の不注意や物忘れもみられなくなった．

1. がん医療における現状（疫学や意義など）

睡眠の問題，特に不眠症状は様々な要因によって引き起こされ，がん医療の現場においても高頻度に遭遇する症状といえる．これまで報告されている国内外の不眠の疫学調査では，がん患者の3割程度に不眠症の罹患がみられることが報告されており[1]，肺がんおよび乳がんでは約半数の患者において不眠症状が認められており[2,3]，がん医療においては高頻度に睡眠の問題に遭遇することがわかる（なお，本項では睡眠時無呼吸症候群やナルコレプシーなどの睡眠関連疾患「睡眠の特殊な病気」により生じる問題については字数の関係上，解説は割愛する．個別の睡眠関連疾患についての詳細は睡眠医学に関する成書を参照されたい）．

このように，がん医療において睡眠の問題はしばしば患者が経験するものであるが，がん医療の中で他の身体症状ないし精神症状と比して，「すぐには生命そのものに直結しない」ことから，その深刻度や対応への優先度は低く捉えられるかもしれない．しかしながら，後で述べるように，軽度の睡眠奪取状態であっても，それが一定期間持続した場合には様々な高次脳機能に悪影響を与え，重要な場面での冷静な判断や行動を損なう可能性が高くなる．このような点から，睡眠の問題により認知機能の低下をきたしうることを患者および医療者が十分認識しておくことは，がん医療においても重要と考えられる．

2. 認知機能障害の特徴

睡眠は生命活動を営む上で欠くことのできない重要な休息活動であり，特に脳の生理機能を維持する上で睡眠がはたす役割は大きい．睡眠の問題が生じた際には，自覚的な眠気や倦怠感のみならず，様々な脳機能への影響が生じることが報告されている．不眠症と認知機能に関するメタ解析では，エピソード記憶，問題解決機能，ワーキングメモリー，などの低下が示されている[4]．このように睡眠が十分にとれず不足した状態では，認知機能の低下は広範囲に及ぶ[5]．

学習能力の低下，集中力の低下などに加え，特に注意機能の低下は顕在化しやすく，課題中の反応速度低下やエラー率上昇として認められる．Psychomotor vigilance task（PVT）は視覚的な刺激に対する反応速度とエラー（lapse）を評価することにより，覚醒度を測定する代表的な

図1 部分断眠によるPVT誤答数（左図）と主観的眠気（右図）への影響

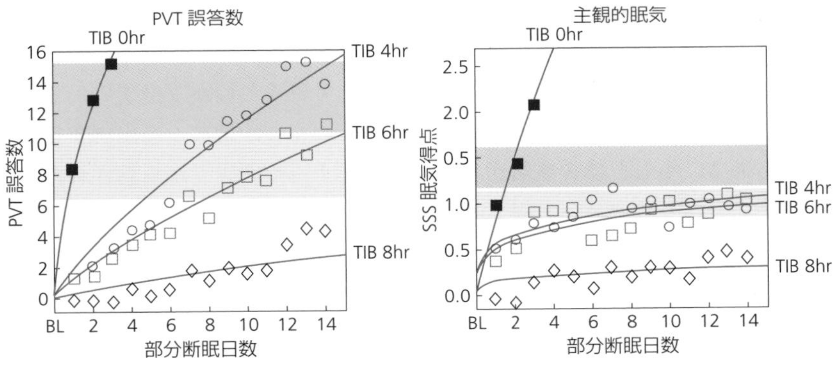

PVT誤答数は，睡眠時間6時間以下の条件において日を追うごとに増加し，慢性的睡眠不足（14日間 TIB：6hrまたは4hr）状態での認知機能は，24〜48時間の全断眠後と同様の水準まで低下した（左図）．一方，主観的眠気に関しては，14日間の睡眠制限（TIB：6hr・4hr）後の眠気上昇は，全断眠に比べて軽度の変化であった．

TIB：Time in bed, PVT：Psychomotor vigilance task, SSS：Stanford sleepiness scale, BL：Baseline

（駒田ら．臨床脳波．2008[10]，Van Dongen HP, et al. Sleep. 2003[6]より改変）

認知課題である．Van Dongenら[6]は，1日数時間の睡眠時間短縮を継続することによるPVT課題への影響を検討し，睡眠時間短縮の持続が徹夜（全断眠）に匹敵するパフォーマンスの低下を引き起こすことを報告している 図1 ．また，同時に測定された主観的な眠気の強度は，客観的なパフォーマンス低下のようには経時的に増大せず，主観と客観の間に乖離をきたすことが示されている．

このような研究結果は，日々の生活の中で実際に睡眠が十分に確保されていない時に，様々なミスを犯しがちになることと実感としても一致することが多いと考えられる．さらに，この注意機能低下の影響も付加されて記憶情報の処理機構に障害が現れることも示唆されている．

3. 評価のポイントと注意点

睡眠の問題に起因する認知機能の影響を評価する場合，特化した認知機能の検査方法が臨床上存在するわけではない．しかし，睡眠の問題に起因しているかどうかを評価するポイントは，その後の介入方法を検討する上で重要である．

睡眠の問題は，一般的にいくつかのタイプに分けられる．大きく，夜間の不眠，日中の過度の眠気，睡眠覚醒スケジュールの問題，睡眠中あるいは就床時の異常運動・行動・感覚に分けるとわかりやすい．これらは単に一つだけみられる場合もあれば，いくつか重なって出現することもある．もし，この主訴がベッドパートナーや同居者から話されたものであれば，患者本人がその問題を自覚しているか，気づいていないか，その存在自体を否定するかといったことは，その後の問診を進めていくうえで非常に重要な情報となる．

不眠では，入眠困難や睡眠が分断される理由を自覚しているか，起床に関連して，覚醒時の気分はどうか，自然に覚醒するのか，目覚まし時計がないと覚醒できないのか，家族に起こしてもらう必要があるのか，などの情報は熟眠感の程度と覚醒の困難さを知るのに役に立つ．

日中の過度の眠気（excessive daytime sleepiness：EDS）を有する患者は，認知機能の低下をきたすとともに，眠気のために日中の活動が妨げられたり，知らない間に居眠りしてしまい社会生活に支障をきたす．EDS は，睡眠奪取状態（sleep deprivation）と睡眠分断状態（sleep disruption）および日中の眠気をきたす何らかの睡眠関連疾患が，個別にあるいは重なり合って存在し，症状として現れてくる．眠気の評価には，眠気が強かったり，居眠りをしてしまう状況の把握も重要である．例えば，居眠りが起こる場合，リラックスしていたり，自宅でテレビを見たり，本を読んだりといった一般的に眠ってしまってもおかしくない状況でのみ起こるのか，仕事中，運転中，会話中，食事中，トイレで座っている時など普通はまず眠らないだろうと思われる状況でも起こりうるのかを確認する．

患者によっては，日中の眠気をあまり問題とは考えておらず，家族に指摘されて相談にくる場合も多い．この場合には，家族からの情報が欠かせない．また，長年，質の悪い睡眠をとっている場合，本人にとってはそれが“普通”の睡眠となっており，あまり問題を感じておらず，治療後に良質の睡眠をとれるようになって初めて，今までの睡眠の問題に気づく場合も多い．主観的な眠気を評価するために質問票を利用することも参考になる．この質問票としては，スタンフォード眠気尺度（Stanford sleepiness scale：SSS）[7] やエップワース眠気尺度（Epworth sleepiness scale：ESS）[8] があげられ，とくに後者がよく使用されている．

睡眠・覚醒リズムの問題を有する患者は，適切な時間に入眠することができず，希望する時刻に起床することができない状態にあるが，このリズムの異常に気づいていない場合も多い．このため患者の訴え自体は，夜間の不眠や日中の眠気となることがある．例えば，睡眠相が後退している患者では，入眠困難と起床困難をしばしば訴える．中には，学校や会社に行くなど社会に適応するため，入眠時刻は遅いまま，早くに無理に起床して，睡眠奪取状態が慢性化した結果，日中の過度の眠気を訴えるようになる者もいる．

患者の 24 時間の生活スケジュールを把握することは重要で，夜間の睡眠に関して，就寝時刻，おおよその入眠時刻，中途覚醒の有無・回数・時間帯・誘因，起床時刻，離床時刻を，日中の生活に関して，食事の時間帯，仮眠の有無，などを聴取する．平日と休日前後では生活スケジュールが大きく異なることも多く，個別に確認する．これらをある程度客観的にとらえるためには，睡眠・覚醒リズム表（睡眠日誌，sleep-wake log などともよばれている）の利用も有用である．これらの記載は，最低でも週単位の記録をしてもらうことが必要である．また，EDS を訴える患者に睡眠・覚醒リズム表を記載してもらうと，慢性的な短時間睡眠であることが明らかになることもしばしば認められる．このような情報は患者本人が短時間睡眠を問題と捉えていないと自己申告されず過小評価されがちである．特に，休前日の睡眠時間が平日の睡眠時間と比して 2 〜 3 時間以上延長しているような場合には，平日の睡眠不足を休日の長時間睡眠で補おうとしている行動を示唆しており，この点の問題を治療者と患者が共有することも大切である．

4. 介入法と注意点（特にがん患者に関して）

がん患者における睡眠の問題への介入を考える場合，がん告知，再発への不安といった心理的要因，疼痛，呼吸困難や悪心といった身体的要因，抗がん薬，鎮痛薬，ホルモン薬などの副作用など一つの疾患や要因だけでなく，多因子的に絡みあって症状をきたしていることが多い．また，特にがん患者は精査および治療の過程で入院を要する機会が多く，入院に伴って本来の患者の生活スケジュールから異なる睡眠・覚醒リズムを余儀なくされることも多い[9)]．このような点を理解した上で，不眠症状と過眠症状は表裏一体の症状であること，また，眠気の評価は非常に難しく，多面的な検討を要する点に注意を払いながら，包括的な介入を進めていく（本項では字数の関係上，薬物療法についての説明は割愛する）．

がん患者では睡眠の問題が，身体的要因による直接的な症状として現れることがしばしばみられる．このような場合には，身体的要因をできるだけ緩和することが優先される．また，服用している薬剤の影響を検討することも重要である．とくに不眠を引き起こしたり，眠気を催す作用のある薬剤を服用していないかどうか確認する．これらの服用量および服用時刻や回数，服用開始および中止時期と睡眠の問題との時間的関係性などを評価し，可能な処方上の調整を行う．

また，がん患者に限らず，患者の生活スケジュールとともに夜間の睡眠環境については確認が必要である．騒音がないか，室温や湿度は適切か，照度は適切に暗くしているかなどをチェックする．中には，テレビをつけたまま眠る者，クーラーや暖房のかけすぎなど，問診で詳しく問わないと不適切な睡眠衛生に患者本人が気づいていない場合も多い．また，就寝前に何か日課として行っていることがあるかどうかも聞く必要がある．患者の中には，眠ろうとする気持ちが強いために，就寝前に何らかの決まりごとを決めていることがあり，入眠へのあまりにも強いこだわりのために逆に入眠が妨げられる場合がある．夜間の不眠や日中の過度の眠気のために，カフェイン類やアルコール，タバコ，炭酸飲料など嗜好品を不適切に摂取していることも多くみられ，逆にこれらの使用が不眠を悪化させている場合もある．とくに，アルコールやタバコで一時的に眠気や，不眠に伴う焦燥感の減少が得られることから，入眠を促すためにこれらを就寝前や中途覚醒時に用いている患者もみられる．このため，嗜好品は「タバコ何本」「ビール何本」など単に１日の摂取量だけでなく，その時間帯やどういう状況で摂取しているのかも把握する必要がある．このような，起床時刻，日中の照度，仮眠の取り方，運動習慣，入浴，ネットの利用，就床時刻など，睡眠衛生指導を 1 日 24 時間の生活の中身を確認しつつ，不適切な部分は改善指導を行う．

なお，慢性の睡眠（量）不足に陥っている場合は，患者の多くは，土日で長時間睡眠をとって睡眠（量）不足を補おうとし，それでもまだなお眠いので自分はおかしいと訴えてくる場合もある．しかし，慢性の睡眠（量）不足状態に陥ると，1 日あるいは 2 日の休養では回復しないことも多いので，1 ～ 2 週間は一定の必要睡眠時間をとってもらって再度眠気の評価をすることが必要である．

■文献

1） Davidson JR, MacLean AW, Brundage MD, et al. Sleep disturbance in cancer patients. Soc Sci Med. 2002; 54: 1309–21.

2） Chen ML, Yu CT, Yang CH. Sleep disturbances and quality of life in lung cancer patients undergoing chemotherapy. Lung Cancer. 2008; 62: 391–400.

3） Savard J, Simard S, Blanchet J, et al. Prevalence, clinical characteristics, and risk factors for insomnia in the context of breast cancer. Sleep. 2012; 24: 583–90.

4） Fortier-Brochu E, Beaulieu-Bonneau S, Ivers H, et al. Insomnia and daytime cognitive performance: a meta-analysis. Sleep Med Rev. 2012; 16: 83–94.

5） Killgore WD. Effects of sleep deprivation on cognition. Prog Brain Res. 2010; 185: 105–29.

6） Van Dongen HP, Maislin G, Mullington JM, et al. The cumulative cost of additional wakefulness: dose-response effects on neurobehavioral functions and sleep physiology from chronic sleep restriction and total sleep deprivation. Sleep. 2003; 26: 117–26.

7） Hoddes E, Zarcone V, Smythe H, et al. Quantification of sleepiness; A new approach. Psychophysiology. 1973; 10: 431–6.

8） Johns MW. A new method for measuring daytime sleepiness: the Epworth Sleepiness Scale. Sleep. 1991; 14: 540–5.

9） Berger AM. Update on the state of the science: sleep-wake disturbances in adult patients with cancer. Oncol Nurs Forum. 2009; 36: E165–77.

10） 駒田陽子, 井上雄一. 部分断眠が認知機能に及ぼす影響. 臨床脳波. 2008; 50: 333–8.

〈足立浩祥〉

3-7 精神的問題（不安，抑うつ）に伴う認知機能への影響

▶症例

72 歳女性　大腸がん

X−2 年大腸がんにて手術を施行した．X 年 1 月肝転移にて再発し，化学療法によりがんの進行は抑えられていたが，検査のたびに不安な様子であった．X 年 7 月より倦怠感を訴え，好きだった料理もせず，食事の後片付けに時間がかかるようになり，夫と話しても上の空であった．X 年 8 月より食欲低下，体重減少を呈し入院した．胸腹部 CT，血液生化学検査で，がんの悪化所見はなく，検査結果を本人に説明するが，「がんは悪くなっているはずだ．治療も意味がない」と治療の中止を希望する．インターネットを検索し「あらゆる副作用が出ている」「今後もっと辛い症状が出るに違いない」と繰り返し話す．理解が不良で食欲も改善しないため，X 年 9 月 Y 日精神科コンサルテーションとなった．

表情は抑うつ的で返答は緩慢であり，「動悸がするからだいぶ悪いのだろう」「治らないから皆に迷惑をかける」と不安そうに話す．病室では 1 日中臥床しテレビもみず，リハビリも拒否し，服薬も忘れがちで見守りを要した．抑うつ気分，不安，焦燥，興味喜びの喪失，意欲低下，自責感からうつ病と診断した．ミルタザピンを開始して 30mg/ 日まで増量し，アルプラゾラム 0.8mg/ 日を併用した．次第に不安や焦燥，不眠は改善し笑顔がみられ，Y＋14 日頃から料理番組を見るようになり，アルプラゾラムは漸減中止した．化学療法の副作用や検査結果を共に振り返り「これまでも副作用は少なかったし，対処方法もあるからまた治療したい」と治療意欲も出現して Y＋24 日より抗がん治療を再開し，退院した．

JCOPY 498-22922

はじめに

不安や抑うつを呈するがん患者では，悲観的認知や，遂行機能や記憶の低下などにより「理解が得られない」とみられることがある．不安や抑うつによる認知機能への影響には，認知の歪みや侵入的思考といった，認知の内容や様式の質的な障害と，学習や記憶，遂行機能といった量的な認知機能低下がある．本項では，1）がん患者の不安・抑うつによる認知機能障害（質的障害），2）がん患者の不安・抑うつによる認知機能低下（量的障害）として述べる．

1．がん患者の不安・抑うつによる認知の質的な障害

1）がん医療における現状

がん患者における不安や抑うつは不安障害，適応障害，うつ病など多彩な診断でみられ，がん患者における適応障害の有病率はおよそ15～30％で，がん患者の精神疾患の中で最も多く，うつ病の有病率は4～7％程度とされる[1, 2]．

2）がん患者の不安・抑うつにおける認知の質的障害の特徴

Beckらが提唱するうつ病の認知モデルによると，うつ病患者では自分自身，自分の経験，自分の未来に対する否定的な自動思考が存在する[3]．うつ病を呈するがん患者では，「自分はいつも物事がうまくいかず，これまでの治療もダメだった．次の治療もきっと効かないだろう」と自分の病状の現在，過去，未来に対する否定的解釈の連鎖が生じやすい．うつ病の認知の歪みのうち，がん患者に頻度が高いものを記した 表1 ．

不安に関連した認知の歪みの一つに，すでに起こったことやこれから起こりうることが，非常に悪い事態で対処しようのないものだと考える破局的解釈がある．がん患者では，痛みや呼吸困難などの身体症状に対し，「病状はどんどん悪くなっている」「このまま死んでしまうのでは」との破局的解釈，恐怖への焦点化，過剰な心配，ポジティブな情報の過小評価などにより不安が惹起され，それが動悸や息苦しさ，発汗など自律神経亢進を生じ，過度な身体症状のモニタリングや，動作を回避し保

表1 **がん患者によくみられる認知の歪み**〔文献[3,4]を参考に作成〕

種類	定義	例
白か黒か思考（全か無か思考）	極端に良い／悪いと考え中間がない．	「化学療法でがんが縮小しても，消えないのなら無意味だ」
拡大解釈	「絶対に」「すべて」「いつも」と都合の悪いことを大きくとらえる	「私にはいつも最悪の副作用が起こる」
心のフィルター（選択的抽出）	ネガティブな出来事に焦点を当て強調する	「吐いたから，もう体力がなくなってしまった」
破局的思考	予測される結果を極端にネガティブな方向に考える	「これから始まる治療も効果がなく，死を待つばかりだろう」
～べき思考	「～に違いない」「すべきだ」「～のはずだ」と自分や他者を責める	「このくらいの副作用は耐えるべきなのに，家族や主治医に迷惑をかけている」
レッテル張り	自分や他者を悪い特徴で決めつける	「主治医はどうせ私の話をまともに聞いてくれない」
自己非難	自分に関連しない出来事に対しても責任を負おうとする	「がんになったのは多くのストレスを放置していたせいだ」

証を求める，といった悪循環に陥ることがある[5,6]．

また，がん患者に多い認知の様式に，制御不能で否定的な考えを反復する侵入的思考がある．侵入的思考は心的外傷後ストレス障害やうつ病，強迫性障害などでみられるが，がん患者ではストレス反応の一つとして不安を有する患者に出現しやすく，疾病や障害，死に関する内容が多い．侵入的思考は，悲しみやhelpless/hopelessといった感情，回避的認知と関連し，日常生活やがんへの適応を不良にする[7]．例えば，死や苦しみが頭から離れず不安になる，がんサバイバーが再発不安に苛まされる，などである．

認知の障害との鑑別として，防衛機制としての否認がある．否認とは，苦痛を伴う現実状況から自身の精神的な安定を守ろうとして，現状を直視することを無意識に避ける対処で，がん患者では，ストレスコーピングの一つとして適応的に働くこともある[8,9]．

3）評価のポイントと注意点

「説明を理解してもらえない」「同じ話を繰り返す」とされる患者で，落ち着きなく集中が困難，悲観的発言が目立つ，身体状況の割に活動性やADLが低下している，といった場合は不安や抑うつの影響を考える．患者は自分の訴えが周囲に迷惑をかけると考えることもあるので，気がかりを表出してよいことを保証し，つい考えてしまうこと（自動思考）を探る．「考えても仕方ないのに，つい悪いほうに考える」「体調が気になって，すぐがんと結び付けてしまう」という場合は不安や抑うつによる認知の障害を呈している可能性が高い．

医療者から「深刻味がない」「がんの痛みなのに，元々の腰痛だと言う」などと言われる患者では，不安や抑うつを打ち消すための否認が存在する可能性がある．否認と認知の歪みなどの認知機能障害との鑑別として，認知の歪みでは考えは意図せず浮かぶものの，その結果生じる不安や抑うつ，回避行動は意識にのぼり苦痛を感じることが多い．一方，否認は無意識な反応で，患者自身はあまりその状況に苦痛を覚えず，むしろ医療者や家族が違和感を覚える点が認知の歪みとは異なる．否認には，疾病そのものを認めようとしない強い否認から，身体症状と疾患の関連や致死性を認めようとしない，などの段階がある[9]．

4) 介入法と注意点（特にがん患者に関して）

がん患者の不安や抑うつの治療では，薬物療法のほか，認知行動療法，マインドフルネス療法，問題解決技法など，認知に焦点を当てた心理療法が推奨されており[10]，藤沢はその現実性・非現実性を吟味し適切な方法を選択することを提唱している[6]．

これらの構造化した心理療法をすべての患者に行うことは困難だが，支持的精神療法をベースに患者の認知の特徴に配慮することは可能である．がん患者の不安，抑うつの背景には，生活歴，疾病の経過，サポート体制などに影響された，個別的な認知が存在する．その特徴を理解し，正確な情報と安心できる環境の提供，可能なら認知の障害の緩やかな振り返りや現実的対処の検討を行う．例えば，予後が年単位の患者に「恐ろしい痛みと苦しみが待っているに違いない」と漠然と反復する不安がある場合，不安には共感しつつ，その内容や切迫性を共に吟味し，症状緩和の方法や見捨てず対応することなどを保証する．死が迫った患者では，死の恐怖や役割の喪失など実存的苦痛に関連した不安や抑うつが生じるが，死の受容を目標とせず，望むときに死の不安を話せる環境を提供すること，大事にしてきたことや果たした役割を共有し，本人の尊厳を支えることが必要である．

否認について，多くは差し迫った危機に対する適応的反応であるため，まず医療者が否認の存在に気づき，背景にある心理的苦痛を理解して温かく「見守る」ことが大切である[9]．否認により治療や日常生活に支障を呈する場合は，「私も病気が良くなるといいなと思います．でも念のために少し状況が良くない場合について一緒に考えてみませんか」と，患者の希望に配慮した緩やかな直面化を提案するとよい．

2. がん患者の不安・抑うつによる認知機能低下（量的障害）

1）がん医療における現状と認知機能低下の特徴

近年，うつ病や不安障害における認知機能低下の報告がみられる．不安障害，大うつ病，双極性障害の外来患者計 444 例について，記憶，精神運動速度，情報処理速度，認知の柔軟性，複雑な注意機能の 5 領域の認知機能検査を行ったところ，対照に比べいずれの疾患でも複数の認知領域の低下があり，その程度は双極性障害，大うつ病，不安障害の順に大きかったとする報告がある[11]．その他，初発のうつ病患者と健常者の認知機能を比較したメタ解析では，うつ病患者では記憶，特に作業記憶や，遂行機能，注意の障害が多くみられ，中でも精神運動速度や記憶機能は臨床的状況像との関連があるとされる[12]．

がん患者における抑うつや不安と認知機能低下に関して，乳がんサバイバーにおける倦怠感，抑うつ気分と認知機能（処理速度，遂行機能，記憶）を調査した研究では，倦怠感と処理速度の低下は関連していたが，抑うつ気分と認知機能の関連は指摘されなかった[13]．しかし，一般のうつ病と同様に不安や抑うつを呈するがん患者でも認知機能低下が生じている可能性は考えられ，今後の研究が待たれる．

2）評価・介入のポイントと注意点

作業記憶や遂行機能などの認知機能評価にはウェクスラー成人知能検査（WAIS）や遂行機能障害症候群の行動評価（Behavioural Assessment of the Dysexecutive Syndrome：BADS）などが適しているが，検査に時間を要することや，がん患者に必ずしも認知機能評価のニーズがあるわけではなく，認知機能検査により「がんに加えて物覚えも悪くなった」と抑うつや不安が悪化する場合があることに注意が必要である．臨床的には日常生活，特に仕事や家事，役場や銀行の手続きなどについて「多くの患者さんに聞いているのですが」とことわって評価するなどの配慮が求められる．がん患者では服薬や治療のスケジュールが複雑な場合も多く，これらの管理が可能かどうかも認知機能の評価に役立つ．

うつ病に対する薬物療法や認知リハビリテーション，運動療法などは認知機能低下を改善するとされる．三環系抗うつ薬やベンゾジアゼピン系薬剤は認知機能を悪化させるが，セロトニン再取り込み阻害薬（SSRI），セロトニン－ノルアドレナリン再取り込み阻害薬（SNRI），ブプロピオン，ボルチオキセチンなどの新規抗うつ薬では注意，遂行機能，処理速度，作業記憶などの認知機能を改善するとの報告がある[14)]．がん患者の不安・抑うつの薬物療法と認知機能低下の変化に関する報告は我々が調べた限り存在せず，今後の研究が待たれる．

■文献

1） Mitchell AJ, Chan M, Bhatti H, et al. Prevalence of depression, anxiety, and adjustment disorder in oncological, haematological, and palliative-care settings: a meta-analysis of 94 interview-based studies. Lancet Oncol. 2011; 12: 160-74.

2） Derogatis LR, Morrow GR, Fetting J, et al. The prevalence of psychiatric disorders among cancer patients. JAMA. 1983; 249: 751-7.

3） Beck AT, Rush AJ, Shaw BF, 他. 展望. In: Beck AT, Rush AJ, Shaw BF, 他編, 坂野雄二, 監訳. 新版・うつ病の認知療法. 東京: 岩崎学術出版社; 1992. p.1-30.

4） Horne D, Watson M. がん治療における認知行動療法. In: Watson M, Kissane D, 編, 内富庸介, 他監訳. がん患者心理療法ハンドブック. 東京: 医学書院; 2013. p.27-46.

5） Greer JA, MacDonald J, Traeger L. Anxiety disorders. In: Holland JC, Breitbart WS, Butow PN, et al. editors. Psycho-Oncology. New York: Oxford University Press; 2015. .296-303.

6） 藤沢大介. がん患者さんへの認知行動療法. 臨床精神医学. 2017; 46: 23-9.

7） Whitaker KL, Watson M, Brewin CR. Intrusive cognitions and their appraisal in anxious cancer patients. Psychooncology. 2009; 18: 1147-55.

8） Vos MS, de Haes JC. Denial in cancer patients, an explorative review. Psychooncology. 2007; 16: 12-25.

9） 明智龍男. こころの中に安易に踏み込んではいけないこともある―「否認」をケアするこ

との大切さ―. 精神経誌. 2015; 117: 984-8.

10) Andersen BL, DeRubeis RJ, Berman BS, et al. American Society of Clinical Oncology. Screening, assessment, and care of anxiety and depressive symptoms in adults with cancer: An American Society of Clinical Oncology guideline adaptation. J Clin Oncol. 2014; 32: 1605-19.

11) Gualtieri CT, Morgan DW. The frequency of cognitive impairment in patients with anxiety, depression, and bipolar disorder: an unaccounted source of variance in clinical trials. J Clin Psychiatry. 2008; 69: 1122-30.

12) Lee RS, Hermens DF, Porter MA, et al. A meta-analysis of cognitive deficits in first-episode Major Depressive Disorder. J Affect Disord. 2012; 140: 113-24.

13) Small BJ, Jim HSL, Eisel SL, et al. Cognitive performance of breast cancer survivors in daily life: Role of fatigue and depressed mood. Psychooncology. 2019; 28: 2174-80.

14) Keefe RS, McClintock SM, Roth RM,et al. Cognitive effects of pharmacotherapy for major depressive disorder: a systematic review. J Clin Psychiatry. 2014; 75: 864-76.

〈倉田明子，岡本泰昌〉

3-8 せん妄に伴う認知機能への影響

▶症例

80歳男性

X年Y-3月：大腸がん，多発肝転移，がん性腹膜炎 Stage Ⅳの診断．

Y-1月：第一選択の化学療法を実施したが，好中球減少および肺炎が出現したため中止．

以降は積極的抗がん治療を行わない方針となった．予後半年程度と予測されたが，自宅にて身の回りのことは自分でできる程度の日常生活活動度であり，認知機能障害などはなかった．

X年Y月：腹水，腹痛・腹部膨満感を主訴に入院．採血にて，炎症反応亢進を認めた．

入院当日は苦痛そうな表情であったが，ややぼんやりした様子であり，発語も少なかった．同日から腹痛・腹部膨満感に対してモルヒネ10mg/日の持続静注を開始したところ，翌日日中は傾眠がちであったものの，夕方以降から落ち着かず，看護師がケアのために訪室すると易怒的で「触るな！」などと大きな声をあげ，ケアに協力を得ることができない状態となった．その後深夜になっても入眠することなく，「帰る！」「俺を殺す気か！」などと大声を出し，制止する看護師に手をあげたりするような状態が続いた．「犬がいる」などの幻視も認めた．

1. がん医療における現状（疫学や意義など）

せん妄はがん患者において頻度が高く，様々な悪影響をもたらすが，医療者から見逃されやすい．適切に同定し，積極的にマネージメントを行うことが求められる．

2019年，日本サイコオンコロジー学会・日本がんサポーティブケア学会より，「がん患者におけるせん妄ガイドライン」[1]が出版された．これは，日本医療機構評価機構によるMinds診療ガイドライン作成マニュアルに則り，系統的レビューによってエビデンスを集約して作成したものである．本稿では，その内容も踏まえつつ，せん妄の評価，認知機能障害の特徴，薬物療法，非薬物療法などについて概説する．

せん妄とは，身体的異常や薬物の使用による意識混濁を本態とし，認知機能障害や幻覚妄想，情動変動などの様々な精神症状を呈する病態である[2]．せん妄はその精神運動症状の程度により，活動型（不穏などの活発な精神運動興奮が前景となるもの）と低活動型（傾眠など意識の混濁が前景にあるもの）のサブタイプに分類することができる[3]．

がん患者においてせん妄の頻度は高い．入院がん患者で17%[4]，治療以外の目的で入院した高齢進行肺がん患者においては40%[5]，緩和ケア病棟入院時には28～42%，そして死亡直前には88%の患者に認めた[6]との報告がある．特に進行終末期においては，活動型よりは低活動型せん妄の頻度が高い[7]．

せん妄は患者や家族に苦痛をもたらす[8]ほか，家族とのコミュニケーションを妨げる，苦痛症状の評価や対応を困難にする，転倒や転落，留置物の自己抜去などのアクシデントの原因となる[9]など，様々な悪影響をもたらす．また，せん妄は長期的な認知機能障害をもたらすこと[10]，認知症や死亡のリスクを高めること[11]なども報告されるようになっている．

2. 認知機能障害の特徴

1) 経過における特徴

表1 に米国精神医学会によるせん妄の診断基準を示す[2]．その診断基準上，「短期間のうちに出現し（通常数時間〜数日）」，「さらに1日の経過中で重症度が変動する傾向がある」とされている．このような経過に関する特徴が，アルツハイマー型認知症をはじめとする認知症との鑑別において重要である．

また，通常は一過性の経過を示し，原因となっている身体的異常や薬物が除去されれば数日〜1週間程度の期間で回復を認めることが多い．一方，近年の大規模な疫学研究などにおいて，せん妄を経験した患者は1年後においてもせん妄を経験しない患者より認知機能障害が重篤であり，その程度はせん妄を経験した期間と相関があること[10]，せん妄が認知症の独立した危険因子であるとの報告もされるようになってきている[11]．せん妄が単なる認知症への脆弱性に関するマーカーなのか，せん妄に罹患したことのインパクトがせん妄の先行因子に関連したものなのか，あるいはせん妄そのものが脳を損傷して認知症を発症するのかは不明であるが，どの仮説もありうるものと考えられている[12]．

表1 せん妄の DSM-5 診断基準

〔日本精神神経学会（日本語版用監修），髙橋三郎・大野　裕（監訳）．DSM-5 精神疾患の診断・統計マニュアル．医学書院，2014．p.588 より〕

A. 注意の障害（すなわち，注意の方向づけ，集中，維持，転換する能力の低下）および意識の障害（環境に対する見当識の低下）

B. その障害は短期間のうちに出現し（通常数時間〜数日），もととなる注意および意識水準からの変化を示し，さらに1日の経過中で重症度が変化する傾向がある．

C. さらに認知の障害を伴う（例：記憶欠損，失見当識，言語，視空間認知，知覚）

D. 基準 A および C に示す障害は，他の既存の，確定した，または進行中の神経認知障害ではうまく説明されないし，昏睡のような覚醒水準の著しい低下という状況下で起こるものではない．

E. 病歴，身体診察，臨床検査所見から，その障害が他の医学的疾患，物質中毒または離脱（すなわち，乱用薬物や医療品によるもの），または毒物への暴露，または複数の病因による直接的な生理学的結果により引き起こされたという証拠がある．

2）症候上における特徴

進行がん患者100名を対象としたせん妄の症候学的評価の研究では，睡眠覚醒リズムや注意集中力低下の頻度が97％とほぼ必発だったのに対して，失見当識は76％，幻覚は50％，妄想は31％であったことが報告されている[13]．

しかしせん妄の症候について，神経心理学領域で用いられるような客観的手法によって評価した研究はほとんどない．限られた既存の研究結果からは，認知機能障害を有しない患者，あるいは認知症を有する患者と比較して，せん妄を有する患者は注意の障害が前景にある点において特徴づけられるとされている[14]．さらに覚醒度の低下はよりせん妄に特徴的である．せん妄においては，上に示したようにその他の認知機能領域，例えば知覚，言語，思考などにも異常を生じるが，それらがどの程度せん妄に特異的な問題なのか，あるいはせん妄の診断に寄与するかという点については明らかになっていない．

3. 評価のポイントと注意点

医療者がせん妄を見逃しやすいことが繰り返し報告されている．上述のようにせん妄においては多彩な精神症状が出現しうるが，その中核症状は注意・集中力や認知機能の障害であることから，高齢患者などせん妄リスクが高い患者においてなんらかの精神症状を認めた場合，まずせん妄を疑って，注意・集中力低下や認知機能障害を評価することが必要である．

せん妄の評価のための様々な尺度が開発されている．「がん患者におけるせん妄ガイドライン」では，わが国で使用可能なせん妄の重症度評価尺度として，Delirium Rating Scale -Revised 98（DRS-R-98）[15]やMemorial Delirium Assessment Scale（MDAS）[16]をあげている．これらの尺度は頻用されており，日本語版の信頼性・妥当性の検証もなされているが，使用に当たっては習熟が必要であること，患者の協力も必要であるために身体的に重篤な患者に適用することが難しいなどの問題点がある．スクリーニングに用いることができる簡便な尺度としては，

表2 せん妄の準備因子，誘発因子，直接因子

	準備因子	誘発因子	直接因子
定義	脳機能低下をきたしやすい個人特性	せん妄を促進・重篤化・遷延化する要因	せん妄の原因
意義	せん妄のハイリスクグループ	非薬物療法を検討する際に有用	その除去がせん妄治療の第一歩となる
具体例	高齢 認知症 せん妄既往 過度の飲酒歴	環境変化 感覚遮断 睡眠リズム障害 身体拘束 不快な身体症状	臓器不全 電解質異常（低ナトリウム，高カルシウム） 感染症 脱水 薬剤（オピオイド，ベンゾジアゼピン，ステロイド）

Confusion Assessment Method（CAM）[17]や Intensive Care Delirium Screening Checklist（ICDSC）[18]があり，これらは日本語版の信頼性・妥当性の検証が非がん患者を対象として報告されている．

せん妄を疑う場合，その原因を準備因子，誘発因子，直接因子に分けて評価することがそのマネージメントの第一歩である．それぞれの定義，意義，具体例については 表2 に示す．

直接因子としては，オピオイド，ステロイド，ベンゾジアゼピン系薬などの薬物，炎症反応，脱水，高カルシウム血症や低ナトリウム血症を含む電解質異常などの身体的異常の頻度が高い[4, 6, 19-21]．一方で，胃がん切除後や食欲不振に伴うビタミン B_1 欠乏，脳転移や癌性髄膜炎などは，高頻度ではないもののがん患者において時に遭遇しうるせん妄の原因であることから，必要に応じてそれらの病態を疑って検査を行うことを検討する．

4. 介入法と注意点（特にがん患者に関して）

1）原因の同定と除去

せん妄と診断した場合，これまでの患者の様子を振り返り，せん妄がいつから始まったかを同定する．そしてその直前に生じた身体的変化，薬物の開始・増量などをせん妄の原因として疑い，除去可能な原因の除

去を試みる．

がん患者においては痛みがあるためにオピオイドを開始・漸増し，その経過の中でせん妄を呈することがあり，疼痛のマネージメントとせん妄のマネージメントのバランスで苦慮することとなる．このような場合は，まずはオピオイドの増量やレスキュー回数とせん妄の出現の時間的関係はどうか，他のせん妄を生じる原因はあるか，現状での痛みのコントロールはできているか，眠気やせん妄は患者にとって苦痛か，などの評価を行う．その上でオピオイド減量やスイッチング，オピオイド以外の疼痛緩和方法，などの検討を行う[22]．「がん患者におけるせん妄ガイドライン」では，オピオイドを原因とするせん妄について，オピオイドスイッチングを行うことがせん妄改善に有用かどうかを検討した結果，対照群のない前後比較試験が６件，後方視的チャートレビューが１件あり，それらを踏まえてオピオイドスイッチングを行うことを提案している[1]．しかし，どのオピオイドからどのオピオイドに変更すべきかという点については，エビデンス不足から言及されていない．

2）薬物療法

せん妄に対する抗精神病薬を用いた薬物療法は臨床現場で一般的に行われており，がん患者および非がん患者を対象とした国内外のガイドラインなどにおいてもその使用が推奨されている[23, 24]．「がん医療におけるせん妄ガイドライン」においても，抗精神病薬の投与を提案されている．抗精神病薬の選択は，副作用プロフィールや投与経路などの観点から考える[25]．例えば，糖尿病がある患者にクエチアピンやオランザピンを使用しない，パーキンソン病を有する患者にハロペリドールをはじめとする高力価の抗精神病薬を選択しない，といったように選択する．基本的には，単剤少量で使用し，効果や有害事象を評価しながら漸増する．当初は頓用から開始しても良い．ごく簡便な抗精神病薬の選択例について，図1 に示す．

3）非薬物療法

近年，せん妄の予防として，見当識を保つための工夫，早期離床の促進，視聴覚の刺激や環境の調整などを組み合わせた複合的介入が有効で

図1 せん妄の初期薬物療法の選択例

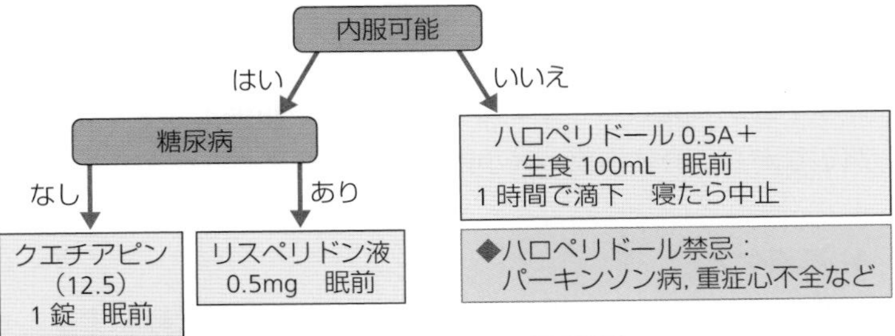

あることが示されるようになってきた[26]．このような介入は，せん妄治療としての有用性は確立していないが，一般的には有害事象が少ないと考えられることから，一度始まったせん妄に対しても実施することが望ましい．非薬物療法の構成要素については 表3 を参照されたい．

なお留置物の抜去や転倒・転落などを防ぐために，身体拘束が行われることがある．しかし，身体拘束は患者に著しい精神心理的苦痛をもた

表3 **せん妄の非薬物療法**（文献[43]などより作成）

介入	具体的な対応方法
認知刺激	見当識がつくようなコミュニケーション カレンダーや時計の設置 スケジュール・スタッフの名前をボードに記載 家族や友人の訪問
早期離床	散歩，リハビリテーション ライン・膀胱カテーテル・身体拘束など最小化の検討
視力・聴力サポート	メガネ・拡大鏡，わかりやすいナースコール，使い慣れた日用品の使用 補聴器の使用・耳あかのチェック
睡眠覚醒リズム	日光浴や明るい光の利用 騒音の低減 睡眠中の医療やケアの差し控え（点滴は日中のみとするなど） 夜間は薄明かりを残す
栄養・水分管理	食事や水分摂取の補助や促し

らし，そのためにせん妄症状が増悪させる可能性がある．また静脈血栓症，骨折，誤嚥性肺炎，廃用症候群などの有害事象をもたらす可能性もある．せん妄に対する適切なマネージメントを行うとともに，日本看護倫理学会から発表されている「身体拘束予防ガイドライン」[27]などを参照しながら，身体拘束が最小限となるよう務めるべきである．

4）家族ケア

患者がせん妄を呈した場合，家族も大きな負担を経験する．せん妄となった患者に接することは，家族にとっても難しいことであるし，認知機能や日常生活機能の低下した患者をみて今後の療養について心配する家族も多い．そこで，家族に対してせん妄についての情報提供を行い，特に身体疾患や薬剤が原因であること，認知症と異なり，原因が除去されれば一般的には回復可能であること，家族の存在やケアが患者に安心を与えうること，などを説明することは，家族のケアとして重要である．なお，これらについて説明するためのパンフレットが，インターネット経由で入手可能である（http://gankanwa.umin.jp/pdf/pamph10.pdf）．

5）終末期におけるせん妄

がんという疾患の一般的な経過として，がんが進行期の状態であっても生活機能は比較的保たれ，生命予後１～２カ月程度の時点から急速に悪化し，その後は不可逆的・進行性の経過を辿るという特徴がある[28]．終末期におけるせん妄への対応においては，このようながんという疾患の経過を理解し，全身状態などから予測される生命予後とせん妄の回復可能性，苦痛の程度などを勘案して，せん妄マネージメントのゴールを見定める必要がある．特に終末期においては不眠・不穏のコントロールと日中の覚醒の両立が困難であることも多く，患者・家族と意向を把握し，方針を供することが重要である．

一般的には，脱水，電解質異常，薬物によるせん妄は終末期においても回復可能と考えられる一方，脳転移，肝不全など，臓器不全に伴うせん妄は回復が困難であることが多いとされる[6, 29]．せん妄の進行終末期においては患者の負担を考慮して採血が控えられることもあるが，進行終末期であっても可逆的な原因に伴うせん妄のこともあるため，必要に応じて採血などの検査を行い，せん妄の原因の同定に努める．

近年，終末期がん患者を対象とした，せん妄に関する薬物療法の有用性を検証した無作為化比較試験が２つ発表された．１つは，緩和ケアを受療中で進行性かつ予後２～３週の患者のせん妄に対して，経口リスペリドンあるいは経口ハロペリドールはプラセボと比較してせん妄を改善するかを無作為化比較試験によって検討したものである[30]．その結果，リスペリドン群およびハロペリドール群では，プラセボ群と比較してせん妄評価尺度スコアが有意に悪化しており，かつ錐体外路症状評価スコアが有意に高かったことを報告している．もう一つの研究は，ハロペリドールによって改善が得られなった活動型・混合型せん妄を有する死亡直前の進行期がん患者を対象として，ベンゾジアゼピン系薬（ロラゼパム 3mg）を抗精神病薬と併用することは，プラセボを併用することと比較してせん妄を改善するかどうかを無作為化比較試験によって検討したものである[31]．その結果，ベンゾジアゼピン系薬追加群では，プラセボ群と比較して不穏・興奮が有意に軽減したことを報告している．

これらの結果を踏まえ，「がん患者におけるせん妄ガイドライン」では，「がん患者の終末期における軽度から中等度のせん妄に対しては，せん妄症状の軽減を目的として積極的には抗精神病薬を投与しないことを提案する．せん妄が活動型で重度の場合は抗精神病薬を使用することを検討する．抗精神病薬の効果が不十分な場合は，ベンゾジアゼピン系薬の併用を提案する.」としている[1]．

終末期におけるせん妄については，家族へのサポートも重要であり，その一環として家族にせん妄について説明するためのパンフレットが開発されている[32]．なお，死亡前２週間の期間にせん妄を発症した患者の遺族が期待するせん妄ケアとして，① せん妄のために推奨されるサポート（患者の主観的世界を尊重する，患者にせん妄となる以前と同様に接する，患者の死に備えることを援助する，家族の身体的・心理的負担を和らげる，など），② 情報提供によるサポート（せん妄の原因，意識混濁が本態であること，選択可能な治療，今後予測される経過，患者とどのように接するか，せん妄が広く生じうる現象であること），③ せん妄に非特異的なサポート（患者に誠意をもってプロフェッショナルとして接する，質の高い専門的ケアを提供する，迅速に対応する，チームワーク，適切な環境），の３要素が示されており[33]，終末期におけるせん妄ケアについての一つの指針になるものと考える．

5. せん妄の予防

近年，せん妄の予防の重要性に関する認識が広まっている．がん患者においてその有用性を示す研究は乏しいが，高齢者などせん妄リスクが高い患者を対象としたせん妄予防に関する研究を紹介する．

1）非薬物療法

認知刺激，早期離床，睡眠覚醒リズム，視覚・聴力障害への対応，水分管理のうち３つ以上を組み合わせた多次元的介入によるせん妄予防の有用性についてメタ解析によって検討した結果，有効であったことが報告されている[26]．

2）薬物療法

複数のメタアナリシスにおいて，手術を受ける高齢者における抗精神病薬の予防的服用は，研究の質は十分ではないものの有用と報告されている[34, 35]が，無効と結論づけている研究もある[36]．

救急センターを通して入院となった患者を対象とした無作為化比較試験の結果，ラメルテオン[37]やスボレキサント[38]の内服群はプラセボ群と比較してせん妄発症が有意に少なかったことが報告されているが，これらについても無効との報告もあり[39, 40]，その有用性は確立されていない．

抗認知症薬であるアセチルコリンエステラーゼ阻害薬はメタ解析にて無効[41]，抑肝散は術後せん妄予防効果について無作為化比較試験にて無効[42]と報告されており，その有用性は確立されていない．

これらの研究を踏まえ，せん妄リスクが高いがん患者が入院した際に非薬物療法を取り入れること，不眠に対する睡眠導入薬の選択に当たってはラメルテオンやスボレキサントを処方することなどは，がん患者においても検討されるべきである.

おわりに

がん患者のせん妄は，原因の同定と対応，薬物療法，非薬物療法，家族のケアなど多面的な対応を要する病態であることから，多職種で取り組むべき問題である．医療者はチーム医療を展開して，実施可能なせん妄予防策を講じるべきであるし，またひとたびせん妄を発症した場合には，患者や家族が適切な医療やケアを安心して受けられるようにせん妄をマネージすべきである.

■文献

1）日本サイコオンコロジー学会，日本がんサポーティブケア学会. がん患者におけるせん妄ガイドライン. がん患者における心のケアガイドラインシリーズ 1. 東京: 金原出版. 2019.

2）American Psychiatric Association. Diagnostic and Statistical Manual of Mental Disorders, 5th ed.（DSM–5）. Arlington, VA: American Psychiatric Press. 2013.

3）Meagher D, Moran M, Raju B, et al. A new data–based motor subtype schema for delirium. J Neuropsychiatry Clin Neurosci. 2008; 20: 185–93.

4）Gaudreau JD, Gagnon P, Harel F, et al. Psychoactive medications and risk of delirium in hospitalized cancer patients. J Clin Oncol. 2005; 23: 6712–8.

5）Uchida M, Okuyama T, Ito Y, et al. Prevalence, course and factors associated with delirium in elderly patients with advanced cancer: a longitudinal observational study. Jpn J Clin Oncol. 2015; 45: 934–40.

6）Lawlor PG, Gagnon B, Mancini IL, et al. Occurrence, causes, and outcome of delirium in patients with advanced cancer: a prospective study. Arch Intern Med. 2000; 160: 786–94.

7）Spiller JA, Keen JC. Hypoactive delirium: assessing the extent of the problem for inpatient specialist palliative care. Palliat Med. 2006; 20: 17–23.

8）Bruera E, Bush SH, Willey J, et al. Impact of delirium and recall on the level of distress in patients with advanced cancer and their family caregivers. Cancer. 2009; 115: 2004–12.

9）Mazur K, Wilczynski K, Szewieczek J. Geriatric falls in the context of a hospital fall prevention program: delirium, low body mass index, and other risk factors. Clin Interv Aging. 2016; 11: 1253–61.

10）Pandharipande PP, Girard TD, Jackson JC, et al. Long–term cognitive impairment after critical illness. N Engl J Med. 2013; 369: 1306–16.

11）Witlox J, Eurelings LSM, de Jonghe JFM, et al. Delirium in elderly patients and the risk of postdischarge mortality, institutionalization, and dementia: a meta–analysis. JAMA. 2010; 304: 443–51.

12) Fong TG, Davis D, Growdon ME, et al. The interface between delirium and dementia in elderly adults. Lancet Neurol. 2015; 14: 823-32.
13) Meagher DJ, Moran M, Raju B, et al. Phenomenology of delirium. Assessment of 100 adult cases using standardised measures. Br J Psychiatry. 2007; 190: 135-41.
14) Tieges Z, Evans JJ, Neufeld KJ, et al. The neuropsychology of delirium: advancing the science of delirium assessment. Int J Geriatr Psychiatry. 2018; 33: 1501-11.
15) Kato M, Kishi Y, Okuyama T, et al. Japanese version of the Delirium Rating Scale, Revised-98 (DRS-R98-J): reliability and validity. Psychosomatics. 2010; 51: 425-31.
16) Matsuoka Y, Miyake Y, Arakaki H, et al. Clinical utility and validation of the Japanese version of Memorial Delirium Assessment Scale in a psychogeriatric inpatient setting. Gen Hosp Psychiatry. 2001; 23: 36-40.
17) 渡邉　明. The confusion assessment method (CAM)　日本語版の妥当性. 総合病院精神医学. 2013; 25: 165-70.
18) Nishimura K, Yokoyama K, Yamauchi N, et al. Sensitivity and specificity of the Confusion Assessment Method for the Intensive Care Unit (CAM-ICU) and the Intensive Care Delirium Screening Checklist (ICDSC) for detecting post-cardiac surgery delirium: A single-center study in Japan. Heart Lung. 2016; 45: 15-20.
19) Gaudreau JD, Gagnon P, Roy M-A, et al. Opioid medications and longitudinal risk of delirium in hospitalized cancer patients. Cancer. 2007; 109: 2365-73.
20) Kang JH, Shin SH, Bruera E. Comprehensive approaches to managing delirium in patients with advanced cancer. Cancer Treat Rev. 2013; 39: 105-12.
21) Sagawa R, Akechi T, Okuyama T, et al. Etiologies of delirium and their relationship to reversibility and motor subtype in cancer patients. Jpn J Clin Oncol. 2009; 39: 175-82.
22) 日本緩和医療学会緩和医療ガイドライン作成委員会. がん疼痛の薬物療法に関するガイドライン. 2014 [cited 2014 年 6 月 20 日]; Available from: https://www.jspm.ne.jp/guidelines/pain/2014/index.php.
23) Breitbart W, Alici Y. Evidence-based treatment of delirium in patients with cancer. J Clin Oncol. 2012; 30: 1206-14.
24) 日本総合病院精神医学会せん妄指針改訂班. せん妄の臨床指針 [せん妄の治療指針 第 2 版]. 東京: 星和書店; 2016.
25) 小川朝生. せん妄. In: 小川朝生, 内富庸介, 編. 緩和ケアチームのための精神腫瘍学入門. 大阪: 医薬ジャーナル社; 2009.
26) Hshieh TT, Yue J, Oh E, et al. Effectiveness of multicomponent nonpharmacological delirium interventions: a meta-analysis. JAMA Intern Med. 2015; 175: 512-20.
27) 日本看護倫理学会臨床倫理ガイドライン検討委員会. 身体拘束予防ガイドライン. 2015; Available from: http://jnea.net/pdf/guideline_shintai_2015.pdf.
28) Lynn J. Perspectives on care at the close of life. Serving patients who may die soon and their families: the role of hospice and other services. JAMA. 2001; 285: 925-32.
29) Morita T, Tei Y, Tsunoda J, et al. Underlying pathologies and their associations with clinical features in terminal delirium of cancer patients. J Pain Symptom Manage. 2001; 22: 997-1006.

30) Agar MR, Lawlor PG, Quinn S, et al. Efficacy of oral risperidone, haloperidol, or placebo for symptoms of delirium among patients in palliative care: a randomized clinical trial. JAMA Intern Med. 2017; 177: 34–42.

31) Hui D, Frisbee-Hume S, Wilson A, et al. Effect of lorazepam with haloperidol vs haloperidol alone on agitated delirium in patients with advanced cancer receiving palliative care: a randomized clinical trial. JAMA. 2017; 318: 1047–56.

32) Otani H, Morita T, Uno S, et al. Effect of leaflet-based intervention on family members of terminally ill patients with cancer having delirium: historical control study. Am J Hosp Palliat Care. 2014; 31: 322–6.

33) Morita T, Akechi T, Ikenaga M, et al. Terminal delirium: recommendations from bereaved families' experiences. J Pain Symptom Manage. 2007; 34: 579–89.

34) Shen YZ, Peng K, Zhang J, et al. Effects of haloperidol on delirium in adult patients: a systematic review and meta-analysis. Med Princ Pract. 2018; 27: 250–9.

35) Fok MC, Sepehry AA, Frisch L, et al. Do antipsychotics prevent postoperative delirium? A systematic review and meta-analysis. Int J Geriatr Psychiatry. 2015; 30: 333–44.

36) Janssen TL, Alberts AR, Hooft L, et al. Prevention of postoperative delirium in elderly patients planned for elective surgery: systematic review and meta-analysis. Clin Interv Aging. 2019; 14: 1095–117.

37) Hatta K, Kishi Y, Wada K, et al. Preventive effects of ramelteon on delirium: a randomized placebo-controlled trial. JAMA Psychiatry. 2014; 71: 397–403.

38) Hatta K, Kishi Y, Wada K, et al. Preventive effects of suvorexant on delirium: a randomized placebo-controlled trial. J Clin Psychiatry. 2017; 78: e970–9.

39) Azuma K, Takaesu Y, Soeda H, et al. Ability of suvorexant to prevent delirium in patients in the intensive care unit: a randomized controlled trial. Acute Med Surg. 2018; 5: 362–8.

40) Jaiswal SJ, Vyas AD, Heisel AJ, et al. Ramelteon for prevention of postoperative delirium: a randomized controlled trial in patients undergoing elective pulmonary thromboendarterectomy. Crit Care Med. 2019; 47: 1751–8.

41) Tampi RR, Tampi DJ, Ghori AK. Acetylcholinesterase inhibitors for delirium in older adults. Am J Alzheimers Dis Other Demen. 2016; 31: 305–10.

42) Sugano N, Aoyama T, Sato T, et al. Randomized phase II study of TJ-54（Yokukansan）for postoperative delirium in gastrointestinal and lung malignancy patients. Mol Clin Oncol. 2017; 7: 569–73.

43) Oh ES, Fong TG, Hshieh TT, et al. Delirium in older persons: advances in diagnosis and treatment. JAMA. 2017; 318: 1161–74.

〈奥山　徹〉

3-9 てんかん，中枢神経病変に伴う認知機能への影響

A. てんかん

▶症例　高齢発症てんかん

60 代独居女性

10 月に乳がん（Stage IIB）と診断され切除術を受け，アロマターゼ阻害薬によるホルモン療法を受けている．退院後の年末に帰省した子供たちが，普段よりイライラしており，また 1 日前に電話で話したことを覚えていないことに気づいた．さらに短時間ぼんやりしていることを何度かみかけた．自動車事故の経験はなかったのに，最近続けて 2 回の対物事故を起こしており，かつ 1 回目の事故を全く忘れてしまっていた．家族が認知症やうつ病を心配して近医に連れて行ったが，HDS-R29/30 点で認知症ではないと言われ，がんに伴う適応障害として抗うつ薬が処方された．しかし症状は改善せず，数年前の次男の結婚式のことも思い出せないことがわかり，精査のため当科を受診した．発作の模擬動画を見た家族は，同じ症状であると同意され，脳波で両側の中側頭部から棘徐波複合の頻発を認めた．

1. がん医療における現状

てんかんは 100 人に 1 人弱の有病率をもつ疾患であり，また近年では中高年での発症が非常に多いことが知られるようになった．がんにつ

JCOPY 498-22922

いては2人に1人が罹患することから，現代では「がん」と「てんかん」は日常的に併存しうる状況である[1, 2].

さて，「てんかん」と「がん」の関係では，まず脳腫瘍やその他の身体的な問題，抗がん薬などの治療手段などを原因として，二次的にてんかん発作が現れるようになる場合があげられる.

脳腫瘍に伴うてんかん発作の有病率は20〜80%と幅広く，原発性脳腫瘍による方が転移性より多い．胚芽異形成神経上皮腫（dysembryoplastic endothelial tumor：DNT）は良性ながら100%で，神経膠腫や髄膜腫でも3〜6割にてんかん発作が起こる[1]．脳腫瘍が引き起こす認知機能障害は部位によって様々である．その他の身体的問題では，中枢神経感染や，電解質・糖などの代謝障害が重要である.

化学療法をはじめとするがん治療の副作用としても，てんかん発作と認知機能障害を生じることもある．その特徴は多岐にわたり，表1 にまとめておく.

上にあげたものはいずれも重要であるが，他章との重複もあるので，

表1 がん治療でてんかん発作と認知機能障害を誘発しうる主な薬剤・治療
(Gonzalez Castro LN, et al. Cancer. 2020[1] より作成)

薬剤・治療名	発作誘発の機序，発作型など
ブスルファン	髄液移行性が高く，発作（強直間代，ミオクロニー）を誘発．抗てんかん薬の前処置が必須．
キメラ抗原T細胞(CAR-T)	脳症，せん妄，てんかん重積を含む種々の発作．投与後30日間，抗てんかん薬による予防を行う.
ブリナツモマブ	けいれん発作，失語，錯乱など神経学的事象が約30%に起こる.
イホスファミド	脳症による発作，NCSE.
5-フルオロウラシル	白質脳症に伴うけいれん発作
シスプラチン	PRES，TLS，低ナトリウム血症，低マグネシウム血症.
ベバシズマブ	PRES
シクロスポリンA	PRES
タクロリムス	PRES

NCSE：non-convulsive status epilepticus；非けいれん性てんかん重積
PRES：posterior reversible encephalopathy syndrome；可逆性後頭白質脳症
TLS：tumor lysis syndrome；腫瘍崩壊症候群

本項ではがん患者において認知機能障害の観点から注意したい2つのてんかん病型を紹介する．その1つは中高年に好発する高齢発症てんかん，もう1つは非けいれん性てんかん重積（non-convulsive status epilepticus：NCSE）である．

2. 高齢発症てんかん

てんかんの新たな発症が60歳前後以降に非常に多いことが知られ，80代では100人当たり1.5人以上となる．半数は原因不詳であり[3)]，がん療養中の中高年者では脳転移などの特段の理由がなくても，一定の確率でてんかんが新たに発症しうる．

1）認知機能障害の特徴

高齢発症例では側頭葉てんかんが2/3を占め，意識減損焦点発作（旧分類での複雑部分発作）が多く，特有の認知機能障害や易怒性，抑うつなどの情動障害が前景に立つため，しばしば抗認知症薬や抗うつ薬が処方されている．認知機能障害の主なものは健忘で，一過性てんかん性健忘（transient epileptic amnesia：TEA）とよばれる．典型的なTEAでは，30～60分程の短時間，特段の異常行動も伴わず，すっぽり記憶が抜けており，他の時間の記憶は保たれているというような特徴がある．表2 は，Zeman[4)] によるTEAの診断基準である．TEAは側頭葉発作とその周辺期に起こる健忘発作のような形である．それだけでなく，

表2 一過性てんかん性健忘（transient epileptic amnesia：TEA）
（Zeman A, et al. Curr Opin Neurol. 2010[4)] より作成）

診断基準
1　一過性健忘エピソードが繰り返し観察される
2　確かな情報源から，エピソードの間，記憶以外の認知機能が正常である
3　下記のうち1つ以上のてんかん診断の証拠
ⅰ）てんかん性脳波異常
ⅱ）てんかんの臨床特徴*
ⅲ）抗てんかん薬が明らかに有効

*口部自動症，幻臭，短時間の反応消失など

TEA では発作間欠期にも以下のような特有の記憶障害を併発することが知られる.

① 長期忘却加速（accelerated long-term forgetting：ALF）

通常の忘却していく過程が加速される現象で，たとえば観た映画のことを翌日には思い出せても，1 週間後には全く覚えていないというような症状である. ALF がある人でも数十分間程度の記憶は保たれているので，普通の認知症スクリーニングや記憶検査では捉えるのが難しい.

② 遠隔記憶障害または自伝的生活史健忘（autobiographical amnesia：AbA）

時間的にまだらな健忘で，数十年にわたって虫食い状に忘れていたりする. 忘れる対象が海外旅行や子供の結婚式といった比較的大きな個人的なイベントに関するものが多く，出来事を体験した実感が失われているといった特徴がある.

TEA 自体が治療で消失しても，これらの発作間欠期記憶障害は残りやすく，また ALF や AbA のみが TEA に先行する症例もあることなどから，TEA の健忘発作と ALF, AbA には不明の共通病態を有する TEA 複合症候群とみることができる[5].

なお，高齢発症でも側頭葉てんかんは，抑うつや精神病性障害の合併頻度が高く，そうした症状が認知機能に影響を落とす[6]. 向精神薬の適切な使用や心理社会的ケアが大変重要で，サイコオンコロジスト（精神腫瘍医）の役割が大きい疾患である.

2）診断・評価のポイントと注意点

既に述べた通り，TEA は通常の認知症検査では評価が難しい. 家族や介護者の話から健忘の特徴と，てんかん発作の有無をよく聞くことが大切である. 高齢発症てんかんでは発作症状が軽微なことも多く，しばしば周囲にも気づかれていない. 発作は側頭葉由来の意識減損焦点発作が大半なので，突然の一点凝視や無反応，口部自動症などの有無を，医療者の側から具体的な質問として尋ねるのがよい. 家族や介護者にスマートフォンなどで動画を撮ってきてもらうと大変役に立つ. また模擬患者の動画を家族などに見てもらって，よく似た症状があるかどうかを聞くのも有用である. 脳波の陽性率は 7 割以下とあまり高くない. MRI

3章 認知機能障害を示す様々な背景

では扁桃核腫大を時に認めることがある.

ALFでは忘却がはっきりするのに数日程度かかり，評価が難しい．確立した評価法もないが，例えば1週後に再受診してもらって，前回の診察であった内容について尋ねてみるのも一つの手で，その質問や手順を構造化することが望まれる.

3）介入法と注意点

高齢発症てんかんの多くは，少量の抗てんかん薬で発作が抑制可能で，レベチラセタム，ラモトリギン，カルバマゼピンなど焦点発作に有効な薬剤が勧められる．若年成人の半量程度で有効なことが多い．バルプロ酸の焦点発作への効果は限定的である．フェノバルビタール，フェニトイン，ベンゾジアゼピン，トピラマートといった薬剤は認知機能低下を起こしやすいので中高年での使用は慎重にしたい.

カルバマゼピンやフェニトインといった酵素誘導作用のある抗てんかん薬は，多くの向精神薬や抗がん薬の血中濃度を大きく低下させ[2)]，例えばカルバマゼピンは，ほとんどの抗精神病薬の血中濃度を半分以下に下げてしまう．反対に何らかの理由でこれらの抗てんかん薬が中断されると，他剤の血中濃度が急に上昇し，認知機能が悪化する危険もある.

3. 非けいれん性てんかん重積（NCSE）

てんかん重積は自己終息せず長時間持続する発作で，そのうちNCSEは運動症状が前景に立たないものをいう．NCSEのみの有病率は明らかではないが，重積全体の25～50％を占め，さらに見逃されているNCSEはかなり多いのではないかといわれる[7)]．NCSEは小児と高齢者に好発し，がん治療や緩和ケアでは特に注意すべき病態である[8)]．中心となる発作型には焦点発作（意識保持，意識減損）と全般発作（欠神）とがあり，意識減損焦点発作（複雑部分発作）が半数近い.

1）認知機能障害の特徴

NCSEで最も多い症状は意識と精神状態の変容（せん妄様）で，見当識や記憶，言語の障害，反響言語，無動無言などが認められる[9)]．精神運動興奮，易刺激性，意思発動性の低下などの精神症状が前景に立つ例もあり，臨床的にカタトニアやせん妄と誤られやすい．後述するように軽微な運動症状を伴うこともある．意識障害のレベルはしばしば変動し，症状の軽い時間帯には歩いたり話したりできるような例さえあるので，てんかん重積というイメージから遠いと感じられるかもしれない．

2）診断・評価のポイントと注意点

中高年発症のNCSEは，てんかんの既往がない人にしばしば起こり，その原因は多様である．緩和ケア領域で重要な原因は，脳障害，代謝異常，薬剤性の3つがあり，表3 に主なものをまとめた．これらは一般的な非てんかん性のせん妄の直接因子に似ていることに気づかれると思う．実際，NCSEと低活動性せん妄とは原因や症状に類似する部分が多いが，これらの治療方針は大きく異なるので鑑別は大変重要である．

しかし，NCSEとせん妄，カタトニアを臨床症状だけから区別することは簡単ではない．気をつけておきたいのは，NCSEで時にみられる軽微な運動症状で，一側への凝視や，瞬目，咀嚼，嚥下といった運動の反復，手足の軽いミオクローヌスなどがあり，これらがみられる例では診断しやすい．また，NCSEを疑う臨床背景として，表3 にあげた薬剤の有無も注意しておきたい．

診断の決め手は脳波である．かつてspike-wave stupor（細川）とよ

表3 NCSEの原因

脳障害	脳血管障害，脳腫瘍 認知症
代謝性	低ナトリウム血症 高カルシウム血症 脱水 肝不全，腎不全
薬剤性	抗うつ薬（特に三環系），炭酸リチウム セフェム系抗菌薬（特にセフェピム） フルオロキノロン系抗菌薬 オピオイド（トラマドール） 抗がん薬（イフォスファミドなど）

3章 認知機能障害を示す様々な背景

ばれたように，不規則な棘徐波複合が反復する発作活動が典型的な所見であるが，症例によって非常に多様である．周期性同期性放電や3相波がみられることもあり，その場合は肝性脳症など他の病態との鑑別が必要である．発作活動は周期的，断続的にしか現れないことがあるので，1回の検査では見落としのリスクがある（1時間の記録で陽性は半数強のみ）[10]．症状が明らかな時間帯に合わせて繰り返し脳波記録をすることが勧められる．できれば長時間ビデオ脳波（24時間以上で9割診断）を行うのがベストである．

ベンゾジアゼピン・チャレンジテストといって，ジアゼパムやロラゼパムの静注で症状が改善するかを見る方法も一つの判断材料になる．しかし，意識障害を疑う患者にベンゾジアゼピンを静注するのは勇気がいるかもしれない．さらにカタトニアでも同じような効果がみられるので，このテストをする時も脳波を取りながらの方がよいと言わざるをえない．

3) 介入法と注意点

治療は抗てんかん薬の経静脈投与と全身管理であり，がん治療医やサイコオンコロジストが直接行うことは少ないだろう．ただ，身体疾患が基盤にあるNCSEの予後は，致死率が30%以上と高く，また救命しても高次機能障害も残しやすい．様々な意見はあるものの，やはり早い治療開始が望ましく，少々過剰なようでも，認知機能障害が持続する患者でNCSEを疑うことはサイコオンコロジストの重要な役割だろう[9]．

B. 他の中枢神経病変

がんに関連する中枢神経病変は，神経症状に加えて，せん妄，認知症や精神症状を起こす．原因は脳腫瘍，薬剤など様々であるが，これらは他項に譲り，ここでは悪性腫瘍に伴う自己免疫脳炎に短く触れておきたい[11]．

自己免疫脳炎は，神経細胞表面抗原への抗体によるものと，細胞内抗原への抗体によるものとがある．前者には有名な抗NMDA受容体抗体脳炎も含み，免疫療法が有効である．腫瘍の併存率は高くはなく，併存しても卵巣奇形腫など良性腫瘍が多い．これに対して後者の細胞内抗原

JCOPY 498-22922

関連の脳炎は，悪性腫瘍に伴う傍腫瘍性神経症候群として知られ，辺縁系脳炎をきたす例ではHu, Ma2, CRMP5などを抗原とする自己抗体が病因となる．腫瘍併存率は95%以上であり，脳症状が腫瘍の発見に先行して急速に進行することも多い．脳症状は辺縁系を主座とし，記銘力・見当識障害，易刺激性，精神運動興奮，意欲低下などの精神・認知症状と，自律神経障害，けいれん発作などがみられる．脳幹・間脳症状としてレム睡眠行動異常や過食もみられる．このタイプの脳炎は細胞傷害性T細胞を介する機序のため，一般的に免疫療法の効果は乏しい．しかし一部に，腫瘍の治療とリツキシマブの投与で症状が改善する症例も知られている．

■文献

1) Gonzalez Castro LN, Milligan TA. Seizures in patients with cancer. Cancer. 2020; 5: CD007286.
2) Weller M, Stupp R, Wick W. Epilepsy meets cancer: when, why, and what to do about it? Lancet Oncol. 2012; 13, e375–82.
3) Olafsson E, Ludvigsson P, Gudmundsson G, et al. Incidence of unprovoked seizures and epilepsy in Iceland and assessment of the epilepsy syndrome classification: a prospective study. Lancet Neurol. 2005; 4: 627–34.
4) Zeman A, Butler C. Transient epileptic amnesia. Curr Opin Neurol. 2010; 23: 610–6.
5) 伊藤ますみ. 高齢者てんかんと認知症の鑑別. 老年期認知症研究会誌. 2019; 23: 1–3.
6) 山田了士, 松本洋輔. てんかんにおける気分障害と精神病性障害. 臨床精神医学. 2017; 46: 887–94.
7) 貴島晴彦, 押野　悟, 吉峰俊樹. 非痙攣性てんかん重積の病態と治療. 脳外誌. 2016; 25: 229–35.
8) Lorenzl S, Mayer S, Feddersen B, et al. Nonconvulsive status epilepticus in palliative care patients. J Pain Symp Manage. 2010; 40: 460–5.
9) Sutter R, Semmlack S, Kaplan PW. Nonconvulsive status epilepticus in adults – insights into the invisible. Nat Rev Neurol. 2016; 12: 281–93.
10) 谷口　豪. 精神科における非けいれん性てんかん重積状態. 臨床精神医学. 2017; 46: 905–10.
11) 犬塚　貴. 悪性腫瘍に伴う自己免疫性脳炎. Brain Nerve, 2016; 68: 1049–55.

〈山田了士〉

3-10 ADHDによる認知機能への影響

▶症例

60歳男性　胃がんの治療目的で入院

入院時，主治医から検査や治療について説明されるも，集中して話を聞いていない様子がみられた．また，入院診療計画書などの書類や頓服薬を紛失することが多く，ベッド周りはいつも散らかっていた．ある日，看護師が「今から採血をして，お昼過ぎに胸のレントゲン検査をします．夕方16時頃に先生から結果説明があるので，必ず部屋にいるようにして下さい」と伝えたにもかかわらず，その時間になっても部屋におらず，約束をすっかり忘れているようであった．また，化学療法を始めたばかりであるにもかかわらず，「効果が出ていないから」と言って薬の変更を強く希望するなど，医療スタッフは対応に難渋していた．

1. がん医療における現状

ADHD（attention deficit/hyperactivity disorder：注意欠如/多動性障害）とは，先天的な脳機能障害を基盤として，不注意，多動性，衝動性といった3つの中核症状によって日常生活（家庭，学校，職場など）に支障をきたすものである．DSM-5[1)] によるADHDの診断基準は 図1 の通りであるが，それまでと大きく変わったのは，子どもだけでなく大人のADHDも考慮に入れた内容になっていることである．幼少期にADHDと診断された場合でも，大人になるとその半数余りは診断がつかなくなるが，実際には日常生活で多くの困難を抱えていることが

JCOPY 498-22922

図1 ADHDの診断基準（DSM-5）〔American Psychiatric Association. Diagnostic and Statistical Manual of Mental Disorders, 5th ed (DSM-5 TM). American Psychiatric Publishing; 2013〕[1]

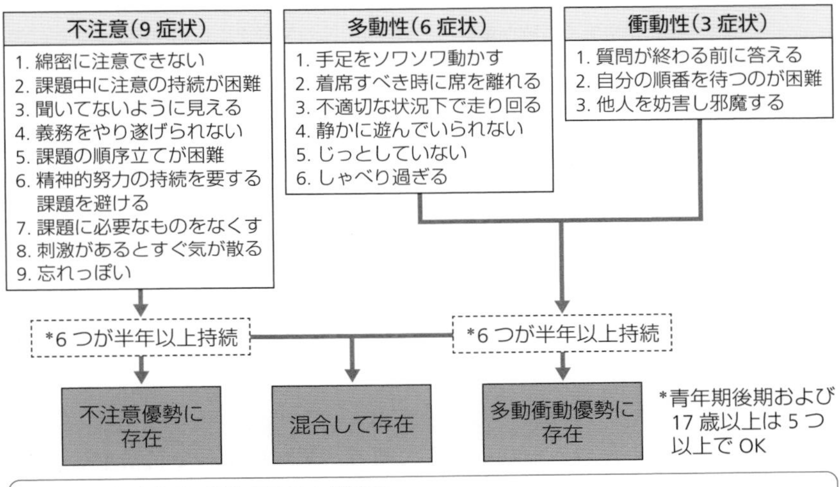

上記のほか，以下に該当することが必要
- 12歳になる前から症状が存在
- 家庭，学校，職場，友人や親戚といる時などのうち，2つ以上の状況下で存在
- 社会的・学業的・職業的機能を損なわせている・質を低下させていることが明確

以前から指摘されていた[2]．また，海外におけるメタ解析では，大人におけるADHDの有病率は2.5%と報告されており[3]，ADHDは決して子どもに特有のものではない．

ただし，大人のADHDでは，子どもの場合に比べて症状の現れ方が異なる．たとえば，子どものADHDでは，不注意，多動性，衝動性のいずれの症状もみられる可能性がある **表1** ．中でも，国民的アニメになぞらえて，多動・衝動優勢型を「ジャイアン型」，不注意優勢型を「のび太型」とよばれることがあり，イメージがしやすい[4]．ただし，多動性は青年期以降弱まることが知られており，また衝動性についても思いつきの行動など，大人になると違ったエピソードとなって現れる．一方，不注意は大人になっても引き続きみられることが多く，「仕事でケアレスミスが多い」「忘れ物や失くし物が多い」「目の前のことに集中できない」「約束や〆切が守れない」「時間の管理ができない」などのエピソードが，生活のさまざまな場面でみられる．つまり，大人の

表1 ADHDでみられる症状

	子ども	大人
不注意	勉強でケアレスミスが多い 忘れ物や失くし物が多い 興味がないと気が散りやすい 人の話が聞けない	仕事でケアレスミスが多い 忘れ物や失くし物が多い 目の前のことに集中できない 約束や〆切が守れない 時間の管理ができない
多動性	じっと座っていられない 過度にしゃべる レジャーにおとなしく参加できない	落ち着きがない 貧乏ゆすり
衝動性	順番が待てない 欲しいものがあると激しく駄々をこねる 他人がしていることをさえぎってしまう	イライラしやすい 思いつくとすぐに発言・行動してしまう 衝動買いをする

ADHDでは不注意が症状の中心であり，それによって日常生活で支障をきたしていることが多い．

がん患者とADHDに関する疫学データについて，筆者の知る限り明確なものはないが，がん患者にADHDを併存しているケースは決して少なくないと考えられる．がん医療は，入院という環境の変化，検査や治療，薬剤の副作用，強い痛みや呼吸困難など，多くの患者にとって経験がないことの連続であるため，ADHDでみられる認知機能障害がさまざまな場面で大きな影響をもたらすことになる．

2. 認知機能障害の特徴

近年，ADHDの病態については，実行機能障害，報酬系機能障害，小脳機能障害（時間感覚の障害）の3つが関連したモデル（triple pathway model）が提唱されている[5]．本稿では，まず大人のADHDの症状で最も多く，かつ認知機能全般に障害をきたしうる注意障害について述べる．そして，前述の3つのうち，実行機能障害および報酬系機能障害について詳しく解説したい．

3. 評価のポイントと注意点

1) 注意障害

一般に，注意機能は高次脳機能の基盤となるため，ひとたび注意障害をきたすと，認知機能全般に大きな影響が及ぶことになる．

すでに述べたように，不注意すなわち注意障害は，大人のADHDでみられる症状として最も頻度の高いものである．ただし，注意障害は他の疾患でもみられることから，患者に注意障害を認めた場合，安易にADHDと評価するのではなく，正確な鑑別が重要となる．鑑別のプロセスについては，図2[6]のフローチャートを参考にしていただきたい．

さて，がん患者が入院した際，きわめて多くみられる病態の一つはせん妄である．せん妄の中核症状は注意障害であり，せん妄患者の実に97%にみられる，最も頻度の高い症状とされている[7]．したがって，がん患者に注意障害を認めた際には，ADHDとせん妄を確実に鑑別することが求められる．

鑑別のポイントは，次の通りである．ADHDでみられる注意障害は，注意の集中および持続の障害であり，一定の時間，特定の対象に注意を向け続けることが難しく，気が散りやすい．ただし，言い方を変えると，短時間であれば集中することは十分可能である．それに対して，せん妄の注意障害には覚醒度が関係しており，覚醒レベルの低下によって集中すること自体が難しくなり，一貫した応答ができなくなる．

そこで，実臨床でADHDとせん妄を鑑別するには，「100から7を順番に5回引いて下さい」という質問（Serial 7）をしてみるのがよい．せん妄では，覚醒レベルの低下に伴う注意障害がみられるため，「前の答えが何だったか」，そして「何を引くのだったか」という複数のことを頭に浮かべながら計算するのが難しくなる．一方，ADHDでは短時間の注意の集中は保たれ，この課題に正答できるため，せん妄との鑑別が可能となる．

2) 実行機能障害

実行機能とは，「将来の目標を達成するために計画を立て，適切かつ

図2　注意散漫の鑑別診断
（髙橋三郎，監訳．DSM-5 鑑別診断ハンドブック．医学書院；2015[6] を一部改変）

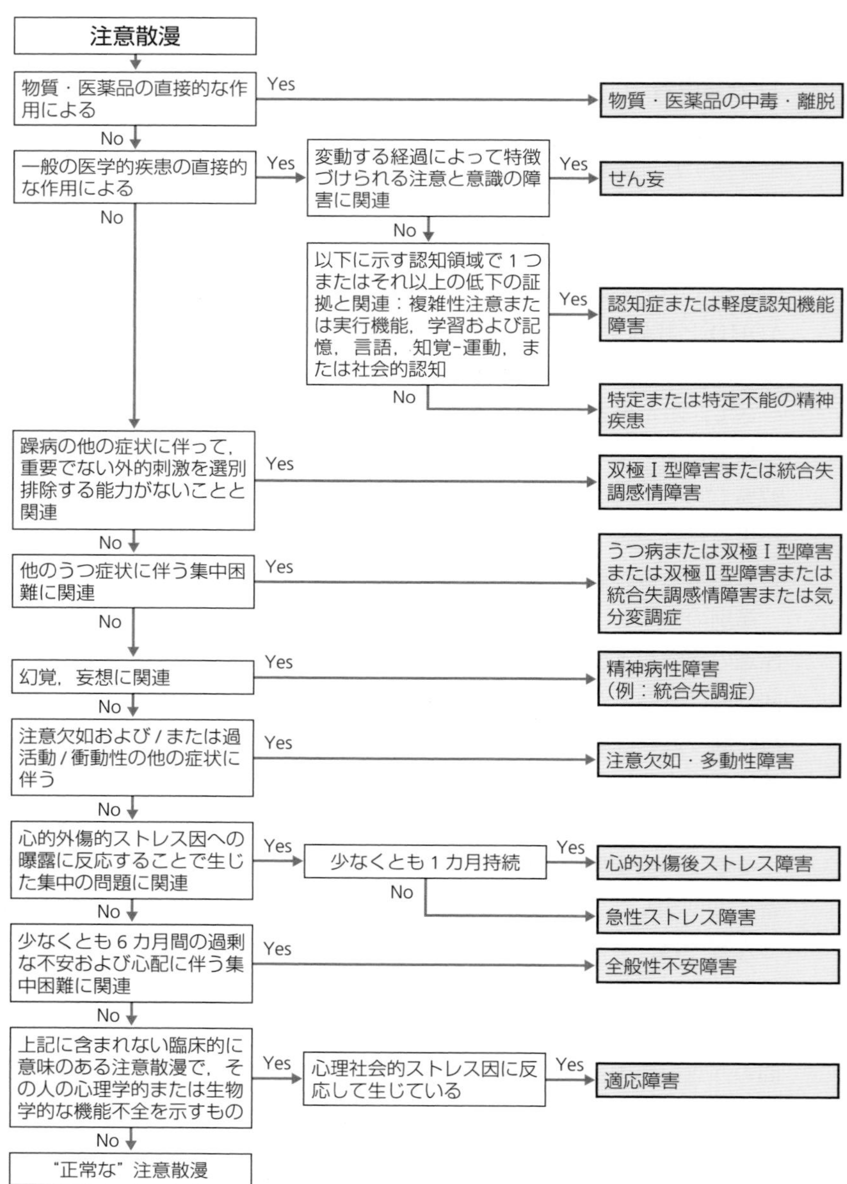

JCOPY 498-22922

効率的に物事を実行する能力」のことである．この実行機能に関する神経ネットワークは，視床，大脳基底核，および前頭皮質を含む広範な領域に分布している[8]．実行機能には，① プランニング（計画立案），② ワーキングメモリー（作動記憶），③ 行動の柔軟性，④ 反応の抑制，の4つの要素があると考えられている．

このうち，ADHDにみられる注意障害は，特に②と④に関係している．

表2 ADHDに伴う実行機能障害の例

例：

岡山市在住である筆者が，上司から翌日の東京出張を命じられた．その際，上司から，「プレゼンの資料を準備していくこと」，「後日議事録を作成するためボイスレコーダーを持っていくこと」，そして「会議の参加者へのお土産を買っていくこと」をあわせて指示された．

＊①プランニング（計画立案）
②ワーキングメモリー（作動記憶）
③行動の柔軟性
④反応の抑制

〈実行機能に問題がない例〉

まず，当日の流れを頭の中で組み立ててみる．東京での会議開始が17時．岡山からの交通手段として新幹線と飛行機があるが，飛行機のほうが少し早く着く．そこで，朝の仕事を10時に終え，11時前に空港に着いてお土産を買ってから飛行機に乗り，東京に早めに着いて喫茶店でプレゼンの資料を準備する，という計画を立てた（①）．

そして翌日．思いのほか朝の仕事が長引いたため，急きょ本数の多い新幹線に変更（③）．パソコンとボイスレコーダーをカバンに入れて職場を出発し，岡山駅に着いてお土産を買って新幹線に乗車（②および③）．東京駅着の予定時刻が16時30分なので，新幹線の中でプレゼンの資料を作り，なんとか17時の会議に間に合った（③および④）．

〈実行機能に問題がある例（ADHD）〉

当日の流れを頭の中で組み立てるも（① OK），ボイスレコーダーとお土産のことをすっかり忘れてしまう（② NG）．飛行機に間に合わないと判断して臨機応変に新幹線への変更はできたが（③ OK），新幹線の中で資料を作らなければ間に合わないにもかかわらず，たまたまスマホで見つけた新しいゲームに夢中になってしまう（④ NG）．そして，ふと気がつけば東京駅に着いてしまい，結局会議でプレゼンができず，ボイスレコーダーも忘れ，お土産も渡せない事態になってしまった．

ADHDではワーキングメモリーが弱いことが多く，情報入力の際に必須となる「選択性注意」や，情報保持に必要な「注意の持続」が困難となるため，聞いた話の中から必要な情報を取り出すことが難しかったり，すぐに忘れてしまったりする（②）．また，ADHDでは注意の持続が難しく，不適切な反応を抑えることができなくなる場合がある（④）．ただし，これについては衝動性が関係していることも多い．

なお，これらの具体例については，表2 を参照していただきたい．

3）報酬系機能障害

報酬系とは，欲求が満たされた際に充足感を生み出す脳内回路のことで，腹側線条体などによって報酬を得るための行動が調整されている．ADHDでは，この報酬系機能に障害をきたすことがあり，その場合は自らの行動が制御できなくなる．例えば，「A．今日すぐに1万円を受け取る（即時報酬）」と「B．1カ月後に1万5千円を受け取る（遅延報酬）」のいずれかを選択する課題に対して，待つことができずに目の前の報酬に飛びついてしまう（Aを選択する）傾向にある．

4. 介入法と注意点

最後に，冒頭の症例について，ADHDによる認知機能障害の観点から具体的な介入方法を考えてみたい．本患者では，不注意の症状が言動の端々にみられている．そこで，約束の時間を伝えたにもかかわらず部屋にいないというエピソードについて，せん妄などの除外を行った上で，ADHDでみられる実行機能障害，すなわちワーキングメモリーの弱さが影響している可能性を考えてみる．例えば，「一度にいろいろなことを言っても頭に残りにくいのかもしれない」と評価したとすると，一つずつ丁寧に，本人の理解度を確認しながら，説明書を用いたり，本人にメモをとるように促したりするなど，積極的に視覚情報を用いることが有用である．また，ADHDではシングルフォーカスの傾向が強く，同時に複数の情報を扱うのが苦手とされている．その場で扱っていることしか見えにくく，それまでのことをすぐに忘れてしまうため，手順書や

To Do List，タイマーなどの活用が望ましい．そのほか，話に集中しやすくなるように，静かな部屋で説明するのも有効と考えられる．

さらに，薬の効果をすぐに求めてしまうなどの傾向については，ADHDにおける報酬系機能障害が影響している可能性がある．医療者はそれを念頭に入れ，「この薬は，一般的に○日くらいたってから効果が出る薬である」といったことを丁寧にかつ繰り返し説明するなど，対応方法の工夫が重要である．

■文献

1） American Psychiatric Association. Diagnostic and Statistical Manual of Mental Disorders, 5th ed (DSM-5 TM). Washington DC: American Psychiatric Publishing; 2013.

2） Faraone SV, Biederman J, Mick E. The age-dependent decline of attention deficit hyperactivity disorder: a meta-analysis of follow-up studies. Psychol Med. 2006; 36: 159-65.

3） Simon V, Czobor P, Bálint S, et al. Prevalence and correlates of adult attention-deficit hyperactivity disorder: meta-analysis. Br J Psychiatry. 2009; 194: 204-11.

4） 司馬理英子. 新版 ADHD のび太・ジャイアン症候群. 主婦の友社; 2008.

5） Sonuga-Barke E, Bitsakou P, Thompson M. Beyond the dual pathway model: evidence for the dissociation of timing, inhibitory, and delay-related impairments in attention-deficit/hyperactivity disorder. J Am Acad Child Adolesc Psychiatry. 2010; 49: 345-55.

6） 髙橋三郎, 監訳. DSM-5 鑑別診断ハンドブック. 東京: 医学書院; 2015.

7） Meagher DJ, Moran M, Raju B, et al. Phenomenology of delirium. Assessment of 100 adult cases using standardised measures. Br J Psychiatry. 2007; 190: 135-41.

8） Willcutt EG, Doyle AE, Nigg JT, et al. Validity of the executive function theory of attention-deficit/hyperactivity disorder: a meta-analytic review. Biol Psychiatry. 2005; 57: 1336-46.

〈井上真一郎〉

4章

●

認知機能障害の存在による様々な影響

4-1 就学・就労の問題

4-1-1 就学

1. 小児およびAYA世代とがん

現在，わが国の小児期から思春期および若年成人期〔15～39歳：AYA世代（adolescent and young adult)〕の死因の上位に悪性新生物〈がん〉が含まれ[1]，若い世代にとって「がん」は非常に重大な問題である．そんな中，医療の進歩に伴い，小児がん患者およびAYA世代がん患者の生存率が向上し，がんサバイバーも増加している[2]．しかしながら，特に成長発達過程である若い世代のがん患者は，がんそのものからの影響やがん治療による影響によって様々な合併症が生じることが知られており，これを「晩期合併症」という．また，晩期合併症の中には，がんサバイバーの社会復帰に影響を与えているものもあり，ここでは就学への影響を概説する．

2. 晩期合併症と認知機能障害

小児がん経験者の約2/3は何らかの晩期合併症を経験しており，そのうち1/3は重篤な合併症を有している[3]．晩期合併症には，成長障害，心機能障害，二次がんなど様々なものがあるが[4]，命を脅かすような健康上の問題や妊孕性の問題は注目される一方で，その他の社会復帰に影

JCOPY 498-22922

響を及ぼす晩期合併症を経験している患者も少なくない．特に治療後に生じる遅発性の症状には，患者自身と家族や友人といった周囲の人々との関係性，就学や就労など，治療終了後も長期にわたって心理社会的状況に大きな影響を与えているものがある[5]．

このような社会復帰に影響を与える晩期合併症の一つとして，認知機能障害があげられる．小児がん経験者における認知機能の問題は，小児脳腫瘍のみならず，急性リンパ性白血病（acute lymphocytic leukemia：ALL），頭頸部に関与する腫瘍の治療後においても数多く報告されている[6]．脳腫瘍の場合は，腫瘍が発生した部位や治療法によってその症状は異なる．またALLでは，大量メトトレキサート療法や，抗がん薬の髄腔内投与など，認知機能に影響を及ぼす治療が含まれており，注意機能や実行機能といった前頭葉機能に関連する機能低下が報告[7, 8]され，就学などの社会復帰の際に問題となっている．

3. 就学における認知機能の影響

認知機能の問題があると，就学の際にどのような影響があるのだろうか．ここでは，小児がん経験者でみられやすい注意機能と実行機能の問題に着目し，概説する．

まず，注意機能の問題がある場合，一つのことに集中して取り組んだり，必要に応じて注目する対象を切り替えたりすることが難しくなる可能性がある．これは，学校で授業を受ける際に問題となることが多い症状の一つである．授業では，様々な刺激（壁の掲示物や周囲のクラスメイトなどの視覚刺激，クラスメイトの話し声や鉛筆の音などの聴覚刺激など）がある中で，教師の話や板書の内容といった特定の情報に注意を向けたり，注意を向け続けたりする必要がある．これが難しくなると，授業中に集中力が続かず，授業の内容を理解して全体の進行についていくことが難しくなる．

次に，実行機能の問題がある場合，複雑な問題の理解や計画立てて物事を進めることが難しくなる可能性がある．これは算数などの段階的な理解が必要となる教科において問題となる場合がある．また，計画的に課題や準備を進めたりすることが難しくなる可能性もあることから，学校の準備が手際よくできなかったり，宿題を計画的に進められなかったりなどの問題が生じる可能性も考えられる．

また，認知機能障害の二次的な影響にも注意が必要である．認知機能の低下によって生じる上記の症状は，一見すると「怠けている」「やる気がない」など本人の努力の問題だと判断されたり，理解が得られにくいという特徴がある．その結果，自信の喪失や自尊感情の低下につながったり，友人関係をはじめとした他者との関係性の構築にも影響を与える可能性も考えられる．さらに，これらの問題は就学の先にある職業選択や就労にもつながるため，長期的な視点で評価や支援を行う必要がある．

4. 認知機能障害に気づくために

認知機能の問題は，患者の就学を含めた社会復帰に大きく影響しているが，一方で障害として目立ちにくく，機能低下が軽度の場合は複雑な活動を行うことで初めて問題となる場合がある．入院中は入院による環境の変化や倦怠感などの身体症状の影響と判断されたり，患者が低学年の場合は子ども自身の特性ととらえられたり，学年が上がるとともに他児との違いや課題を行うことの難しさを感じる場合もある．そのため，入院生活中では問題に気づかれず，自宅退院した後や復学後にはじめて問題が発覚する可能性もある．

このように，がん治療による認知機能の問題は認識されづらい．そのため，認知機能の問題が背景にある可能性も考慮したうえで，患者か家族に学校での様子や成績，困りごとなどを尋ね，気になる問題がある場合には意識的に認知機能評価を行う必要があると考えられる．

5. 認知機能障害に対する取り組みの現状と課題

わが国では，2018 年に制定された第 3 期がん対策推進基本計画において，小児がんおよびAYA世代がん対策が重点項目としてあげられており，治療期からの晩期合併症への対応が求められている[9]．そして，小児がん経験者の様々な問題に対して，それらを予防・治療・支援する長期フォローアップが重要視されている．長期フォローアップの目標は，小児がん患者が健康を維持し，より良い状態で学校や仕事を含めた社会生活を送ることであり，そのためには，身体的な問題だけでなく，心理的な問題や認知的な問題，さらには社会的な問題を考慮し，小児がん経験者の社会復帰を多方面から支援する必要がある．わが国でも，2013年に小児がん治療後の長期フォローアップガイドライン[10]が作成され，2017年から「小児・AYA世代のがんの長期フォローアップ体制整備事業」を実施するなど[11]，体制整備が進められている．しかし，筆者[12]の小児がん医療における医療関係者の診療，多職種連携，情報共有に関する調査では，多職種間で，身体的な問題と比較すると認知的な問題は十分に確認されていない現状が示唆されている．今後は認知機能も含めたより包括的な評価および支援体制の整備が求められる．

■文献

1) 平成30年（2018）人口動態統計月報年計（概数）の概況; 死亡数・死亡率（人口10万対），性・年齢（5歳階級）・死因順位別，厚生労働省．https://www.mhlw.go.jp/toukei/saikin/hw/jinkou/geppo/nengai18/dl/h7.pdf (参照 2020-2-26)

2) Robison LL, Hudson MM. Survivors of childhood and adolescent cancer: Life-long risks and responsibilities. Nature Reviews Cancer. 2014; 14: 61-70.

3) Oeffinger KC, Mertens AC, Sklar CA, et al. Chronic health conditions in adult survivors of childhood cancer. N Engl J Med. 2016; 355: 1572-82.

4) Bhatia S. Cancer survivorship—pediatric issues. Hematology Am Soc Hematol. Educ Program. 2005: 507-15.

5) American academy of pediatrics section on Hematology/Oncology Children's oncology group. Long-term follow-up care for pediatric cancer survivors. Am Acad Pediatr. 2019; 123: 906-15.

6) Castellino SM, Ullrich NJ, Whelen MJ, et al. Developing interventions for cancer-related cognitive dysfunction in childhood cancer survivors. J Natl Cancer Inst. 2014; 106: 1-16.

7) Iyer NS, Balsamo LM, Bracken MB, et al. Chemotherapy-only treatment effects on long-term neurocognitive functioning in childhood ALL survivors: a review and meta-analysis. Blood. 2015; 126: 346-53.

8) Conklin HM, Krull KR, Reddick WE, et al. Cognitive outcomes following contemporary treatment without cranial irradiation for childhood acute lymphoblastic leukemia. J Natl

Cancer Inst. 2012; 104: 1386–95.
9) がん対策推進協議会．がん対策推進基本計画（第 3 期）．厚生労働省．2018-3-9. http://www.mhlw.go.jp/file/06-Seisakujouhou-10922922-Kenkoukyoku/0000196975.pdf（参照 2020-2-22）
10) JPLSG 長期フォローアップ委員会; 長期フォローアップガイドライン作成ワーキンググループ．小児がん治療後の長期フォローアップガイドライン．前田美穂，編．東京: 医薬ジャーナル社; 2013.
11) 小児・AYA 世代のがんの長期フォローアップ体制整備事業．一般社団法人日本小児血液・がん学会．https://jspho.jp/lifetime-care-and-support/（参照 2020-2-22）
12) 小橋美月．小児がん医療における医療関係者の診療，多職種連携，情報共有に関する調査．京都大学大学院医学研究科人間健康科学系専攻修士論文（未公刊）．2020.

〈小橋美月，松岡真里〉

JCOPY 498-22922

4-1-2 就労

現在，がん治療経験者に対する就労支援が大きな課題となっている．国立がん研究センターによれば，がん治療経験者の全体の5年生存率は62.1%であり，さらにこのうちの約30%は20歳から65歳の働く世代である[1)]．しかし，がんと診断後に依願退職，あるいは解雇となったがん治療経験者が全体の1/3を占めるという報告もあり[2)]，がん経験者の離職率の高さがうかがえる．そのため，西田ら[3)]が指摘するように，がん治療経験者における仕事と治療の両立を支援することが喫緊の課題となっている．がん治療経験者の就労を困難にする要因の一つとして，経験者の多くが「病気や治療のため，職場の仲間に負担や迷惑をかけている」と感じていることがあげられる[4)]．そこで，筆者らは2018年度より労災疾病研究事業において，「治療と職業生活の両立におけるストレスマネジメントに関する研究」の一環として，がん治療経験者の就労の問題についてのストレスマネジメントという観点から，その背景を明らかとする調査研究を行っている[5)]．

研究班では，がん治療経験者や他の身体疾患治療を経験した人を対象としたインタビュー調査と質問紙調査を実施し，その結果からがん治療経験者の離職の問題には，次のようなメカニズムが背景にあることを想定している．まず，がん治療経験者は，治療による休職（有給休暇も含む）から治療が終了，もしくは外来治療に移行したのちに復職することになる．その際，治療に伴い低下した体力や副作用などの影響で，病気になる前にできていた仕事の量，質ともにパフォーマンスが出せない体験をする．研究班の行ったインタビュー調査では，「自分でも100%の回復は無理だと思っていたけど，それに近づけたいって気持ちが強かった．もらっている給与分の仕事はしたいとの思いから，時短勤務中はより高い負荷で仕事をしていた．そのため，仕事はこなしていたが，家に帰ったら，ぐったり．今思うと，週5日の復職は早すぎた．頑張りすぎた」や「身体がついていかずそれ以上の負荷には耐えられない状況だったが，周囲からは回復したとみられ，時短中にも関わらず家に電話がかかってくることも．勘弁してよ，って感じだった」という対象者の発言があった．つまり，仕事でうまくパフォーマンスが出せない経験をするとそれをリカバーしようとして，さらに仕事を頑張ろうとした結果，一種の過剰適応状態に陥ると考えられる．さらに，頑張っても結果が出せない申し訳なさから，「職場に迷惑をかけたくない」と感じるようになってしまうと考えられる．

さらに，このような過剰適応の結果，「仕事中に物の名前が出てこない」，「話をしていても頭に入らないことがあったり，動作が鈍くなったとも感じた」，「焦ってばかりで思った量の仕事がこなせない状態が続いている」という状態になったり，「がんになってから現在まで，寝られない状況が継続している」，「疲れているのに常に眠りが浅く，仕事の夢をみたりする」，「朝４時ごろ目が覚め，そのまま眠れない状態．以前は，眠りが深くて途中で起きることはなかった」というような睡眠の問題を経験したりするようである．これらの症状は，軽い物忘れや，注意力，集中力が低下しているとはいえ，軽度の認知機能障害とよぶことのできる状態と考えられる．がん患者には，外科手術・抗がん薬治療・放射線治療・ホルモン療法などの治療や，その後の心身のストレスや注意力疲労などの様々な要因により，認知機能障害が生じるといわれており，それらを総称して“cancer related cognitive impairment（CRCI）”とよばれている[7]．すなわち，がん治療経験者の就労の問題の背景にも認知機能障害が存在すると考えたほうがよい．仕事をすること自体が，体力的な側面以上に，情報収集，判断，手順の構築などの認知機能そのものを必要とするものであるので，それが低下することは就労の継続の問題に直結するというのは当然の考え方であると思われる．

しかしながら，現在，がん患者の就労の問題を考える際に，認知機能障害の概念を用いて，そのアセスメントや対策を考えることは行われていない．そこで前述のわれわれの研究班では，治療と職業生活の両立の場面において，さまざまな要因により軽度の認知機能低下が起こった状態を「脳疲労状態」とよび，そのアセスメントと具体的な対策を立てることをストレスマネジメントのための具体的方法として提案している．「脳疲労状態」とは，急性・慢性の心理的，物理的な脳への負荷により，脳機能が低下し，社会機能ないし日常生活に支障をきたしている状態と定義され[6)]，20項目からなる尺度を開発した．

がん患者の離職予防や復職後の抑うつ状態などのメンタルヘルス不調の予防のために，まずは，このような軽度の認知機能障害の状態を，脳疲労尺度のようなツールを用いて自分自身で認知機能の低下に関連した状態に気づけるようになることが必要である．さらに可能であれば，退院時や復職した時点で，仕事のパフォーマンス低下が起こることを患者・労働者に周知しておくことが望ましい．次に，自らの脳疲労状態に気づくことで，十分な睡眠確保やリラクゼーションなどによる感情の調整を自ら行うことができるようになる．また海外の文献で，がん患者自らが認知機能低下に対して有効であるとされているメモやリマインダーの活用[7)]が推奨される．さらに，自らの状態に合わせた業務量や業務内容の調整といった環境調整を職場で得られるようにするために，職場に対して自分自身の状態について適切に伝えるためのアサーションに関するスキルが必要になる．

がん患者の就労を支援する医療従事者は，患者の抱えている仕事や日常生活の困難の背景として認知機能障害があることをまずは念頭において，どのような症状がそれらの困難を生じさせているかを詳細にアセスメントすることが求められる．それができれば，具体的な対策や支援を患者に対して示し，多職種協働の中で様々な支援リソースをコーディネートしながら患者を支援していくことが可能となる．

■文献

1) 厚生労働省．がん対策推進基本計画（第3期）．http://www.mhlw.go.jp/file/06-Seisakujouhou-10922922-Kenkoukyoku/0000196975.pdf. 2018

2)「がんの社会学」に関する研究グループ．がんと向き合った4,054人の声 https://www.scchr.jp/cms/wp-content/uploads/2016/07/2013taikenkoe.pdf. 2013

3) 西田俊朗，坂本はと恵．がん患者の仕事と治療の両立支援の現状．医療．2017; 71: 281-7.

4) 佐藤三穂，吉田　恵，前田美樹，他．がん患者が外来化学療法を受けながら仕事を継続するうえでの困難と取り組み，およびそれらの関連要因．日本がん看護学会誌．2013; 27: 77-84.

5) 立石清一郎．治療と職業生活の両立におけるストレス構造分析―当事者インタビュー調査―．治療と職業生活の両立におけるストレスマネジメントに関する研究．平成30年度

総括・分担研究報告書: 労災疾病臨床研究事業費補助金. 2019.

6) 足立浩祥. 高ストレス状態の測定ツールとしての認知機能アセスメント尺度の開発　治療と職業生活の両立におけるストレスマネジメントに関する研究. 平成 30 年度総括・分担研究報告書: 労災疾病臨床研究事業費補助金. 2019.

7) 谷向　仁. がん患者に認められる様々な認知機能障害. 精神神経学雑誌. 2015; 117: 585-600.

〈平井　啓〉

4-2 意思決定の問題

1. 認知機能障害と意思決定能力

認知機能障害は，臨床においては本人の意思決定に関する問題に関係する．急性期医療においては，入院患者の 10 ～ 40% に認知機能障害が併存し，意思決定が十分にできない状態であるとの報告がある[5)]．その場合，認知機能障害のプロフィールに応じて，意思決定に様々な影響を及ぼす 表1 .

医療とケアにおいて，本人の意思を尊重することは，臨床の基本原則である．しかし，本人が十分に状況を理解して意向を示すことが難しい場合に，どのように意思決定をはかるか，その対策が様々な形で試みられてきている．

わが国は 2014 年に「障害者の権利に関する条約」を批准した．障害者権利条約は「私たち抜きに，私たちのことを決めないで（noting about us, without us）」をスローガンにしてきた障害者団体も加わり作成された条約である．この条約の第 12 条は，障害者や高齢者の権利

表1 認知機能障害に関連した意思決定上の課題

- 場の雰囲気や話の流れがつかみにくい（社会的認知の障害）
- 表情を読むのが苦手になる（社会的認知，実行機能障害）
- 注意が続かない（注意障害）
- 環境の変化に敏感（実行機能障害）
- 言語理解の障害（言語障害）
  - ・言語の理解：複雑な表現，稀な言葉の概念から崩れやすい
  - ・言語の選択・表出が難しくなる
- 記憶障害
- 比較検討が難しい（実行機能障害）
- 見通しや予測を立てることが難しい（実行機能障害）

擁護を盛り込み，「最善の利益」のパラダイムから「意思と選好に基づく最善の解釈（best interpretation of will and preference）」への移行を掲げ，患者の意思決定能力が不十分だったとしてもその自己決定を支援し，自己決定を優先する体制の構築を求めている．

わが国では，この条約に対応するために，成年後見人制度利用促進法を制定し，同促進会議，促進委員会を中心に検討をすすめている．そのなかで，医療においては，意思決定のあり方を示すために4つのガイドライン（「人生の最終段階における医療・ケアの決定プロセスに関するガイドライン」「認知症の人の日常生活・社会生活における意思決定支援ガイドライン」「障害福祉サービス等の提供に係る意思決定支援ガイドライン」「身寄りがない人の入院及び医療に係る意思決定が困難な人への支援に関するガイドライン」）を公開してきた[2-5]．これらのガイドラインは，それぞれの想定している領域は異なるものの，4つを通して意思決定支援全体をカバーしており，共通する意思決定の流れを想定している 図1 ， 図2 ．

図1 それぞれのガイドラインの対象とする領域

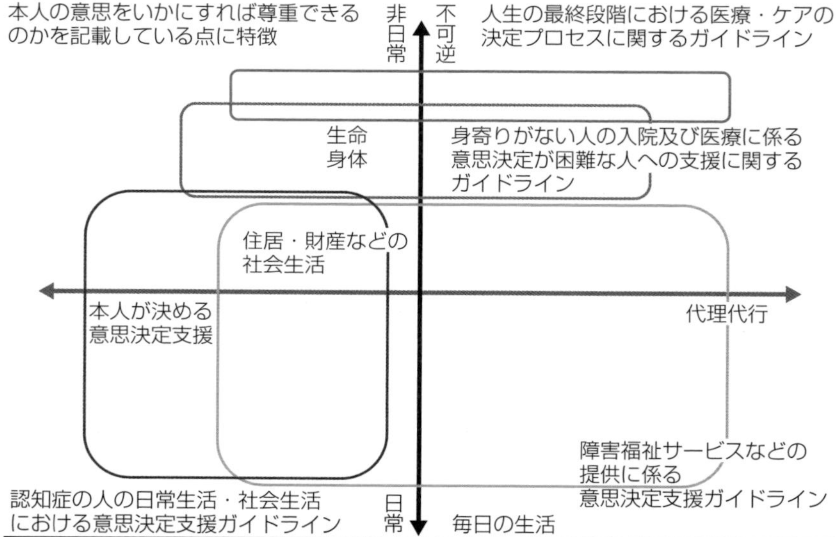

図2 意思決定（広義）の流れ

①可能な限り本人が自ら意思決定できるように支援

↓

②本人の意思の確認や意思および選好を推定

↓

③支援を尽くしても本人の意思および選好の推定が困難な場合，最後の手段として本人の最善の利益を検討

2. 意思決定支援の流れ

意思決定のプロセスを追っていく．

1）可能な限り本人が自ら意思決定できるように支援する

従来の医療に関連した各種のガイドラインは，本人の意思が表示されていない場合の医療の意思決定を記載している一方，いかに本人が意思表示できるように支援するか，については，ほとんど触れられてこなかった．

いかに自分で意思決定できるよう支援するか，については，「認知症の人の意思決定支援ガイドライン」がわが国では初めて意思決定支援に関するプロセスの詳細を記述している[5)]**図3**．

① 意思決定支援のプロセス

意思決定支援は，

(1) 意思形成支援：

適切な情報や認識，環境のもとで意思を形成する支援

(2) 意思表明支援：

形成された意思を適切に表明・表出することへの支援

(3) 意思実現支援：本人の意思を反映することへの支援

のプロセスからなる．それぞれのプロセスを評価することで，適切な支援が提供されているかを評価することができる．

意思形成支援の要点は，

- 支援者の価値判断を優先させない
- 本人と支援者の間の「理解の相違」はないか確認する

図3 **意思決定支援のプロセス**（厚生労働省. 認知症の人の日常生活・社会生活における意思決定支援ガイドライン 2018[5)]）

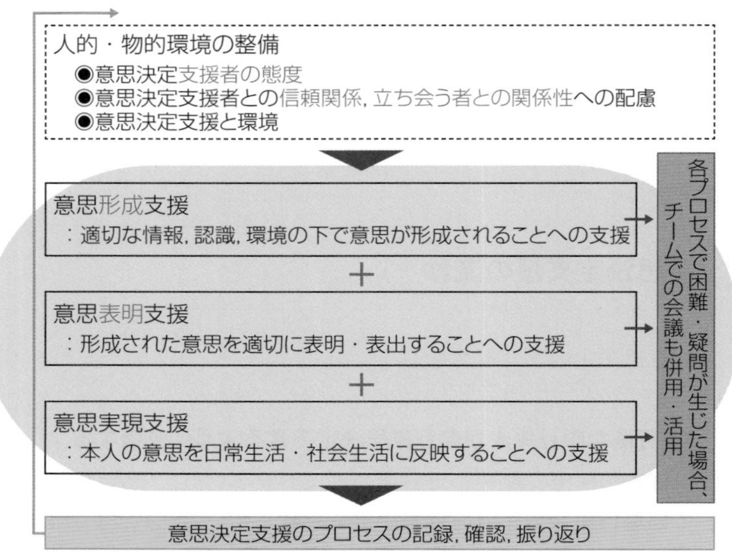

- 選択肢の提示を本人がわかりやすいように工夫する

などがある．

意思表明支援では，

- 十分な時間を用意し焦らせない
- 本人の表明した意向が，本人の価値観や生活歴と照らし合わせて整合性があるかどうかを確認する
- 明らかに異なる場合には，プロセスを確認し，慎重に吟味する
- 表面上の言葉ではなく，真意（心からの希望）を探る
- 他者からの影響はないか確認する
- 支援者自身の態度を振り返る
- 人を代えて確認する

などがあげられる．

意思の実現支援とは，本人の意思を日常生活・社会生活に反映させる

支援をさす．これは実現させることよりも，本人と共に実現を目指すことが重要になる．

② 意思決定能力を強化する

何らかの高次の脳機能に障害を認める場合には，その障害に対応する支援を行い，可能な限り本人が自己決定できるように支援をする．一般に，認知機能障害がある場合，まず注意障害や実行機能障害が生じる傾向がある．

注意障害に対しては，注意・集中の保持しやすい環境整備を心がけるとともに，焦らせないよう十分な時間をとる．加えて，疲労により注意は低下しやすいことから本人の疲労度に注意をし，疲れているときは避けるなどの配慮を行う[4)]．

実行機能障害は，比較判断が難しくなる，今後の見通しを推測するのが難しくなる形で生じることから，要点を明確に提示をしたり，文字で書いたり図を使うなどの支援が望まれる．

一般的に行われる支援方法について 表2 にまとめる．

身体合併症のある場合には，どうしてもせん妄など軽微な意識障害が重畳することが生じがちである．その場合には，せん妄が回復可能であれば，治療をしつつ待てるならば重要な決定を促すことは避けるのが原則である．

しかし，どうしてもやむを得ず決定を求めなければならない場合には，

- 常に意思決定能力評価を行う
- 適切な間隔をあけて意向を繰り返し確認し，その内容が一貫してい

表2 意思決定における一般的な支援方法

- 話しやすい場面，リラックスできる環境を用意する
- 言語以外のコミュニケーション，表情や手振り・身振りにも注意を払う
- 本人が信頼している友人や家族に同席を求める
- 部分ずつ分けて説明する
- 文章で説明をする
- 説明は簡潔にわかりやすい言葉を選ぶ
- 図や表を使う
- 選択肢は本人の価値観に沿って提示をする
- 時間をおいて繰り返し確認する
- 人を代えて確認する

るかどうかを確認する
- 可能であれば，意向を確認する人も代えて評価する
- 意思決定のプロセスが適切であるかどうかを多職種で確認する

などを行う[2,3]．

③ 自己決定が困難な場合には

上記のようなプロセスを踏まえて支援者が適切な意思決定支援を行ったとしても，なお意思決定が困難である場合も生じうる．その場合には，意思決定の能力を評価する（機能的能力評価）．具体的には，

(1) 支援を受けても決定に関した情報を理解することが難しいのか（理解）
(2) 支援を受けたとしても，決定に必要な情報を記憶・保持することが難しいのか（記憶保持）
(3) 支援を受けたとしても，情報を保持したあとの選択肢の比較検討が難しいのか（比較検討）
(4) 支援を受けたとしても，意思決定した内容を他人に伝えることが難しいのか（表現）

の 4 点を確認する．

そのうえで，機能的な能力に何らかの問題があると判断された場合には，続いて本人の精神機能や脳機能に何らかの障害があるのかないのかを検討（診断的アプローチ）する．

その結果，何らかの器質的な問題が理由で，特定の場面の意思決定を行うことが難しいといえる（因果関係がある）場合に，本人の意思決定が困難であると初めて判断をし，意思の推定を考える．

2）意思の推定

支援を尽くしても本人が決めることが難しい，本人の意思の確認が困難と判断された場合には，本人をよく知る関係者を集め，本人の生活場面や医療提供場面における表情や感情，行動に関する記録などの情報，これまでの生活史，人間関係などの情報を収集し，その根拠を明確にしながら意思および選好を推定する．一般には，収集した情報のなかで，

- 情報の正確さ
- 情報の新鮮さ

- 事実の詳細

などを複合的な視点から検討し，情報の信頼性を確認する．そのうえで，「今本人が決めるのは難しいが，もしも本人が決めるとすれば何を望むか」を本人の目線での意思，選好を合理的に推定する[3, 4]．

3）情報もない場合に

意思決定能力がなく，かつ可能な限りの情報を集めても本人の意思や選好の推測すら困難な場合（たとえば，身寄りのない人が救急で搬送された場合）には，やむを得ず最終手段として最善の利益（ベスト・インタレスト）に従って多職種で本人の意思を推定する．

おわりに

認知機能障害が疑われる場合の意思決定支援について，その概要をまとめた．今後，認知症の人への支援体制の整備が進められる中で，より本人の意思を踏まえた意思決定が広く行われることを願っている．

■文献

1）Raymont V, Bingley W, Buchanan A, et al. Prevalence of mental incapacity in medical inpatients and associated risk factors: cross-sectional study. Lancet. 2004; 364: 1421-7.

2）平成 30 年度厚生労働行政推進調査事業費補助金（地域医療基盤開発推進研究事業）「医療現場における成年後見制度への理解及び病院が身元保証人に求める役割等の実態把握に関する研究」班．身寄りがない人の入院及び医療に係る意思決定が困難な人への支援に関するガイドライン．2019.

3）厚生労働省．障害福祉サービス等の提供に係る意思決定支援ガイドライン 2017.

4）厚生労働省．人生の最終段階における医療・ケアの決定プロセスに関するガイドライン 2018.

5）厚生労働省．認知症の人の日常生活・社会生活における意思決定支援ガイドライン 2018.

〈小川朝生〉

4-3 体験者の声

A. 体験者の声 ①

1)「おかしいな」という違和感

抗がん薬の治療を終え，復職したとき，「あれ，変だな？」と違和感に気づいた．当時，都市整備の仕事をしていたが，割り付け計算は得意だった．「割り付け計算」とは，例えば，高低差 20m を基準通りに設計したときに何段，何メートルの長さが必要か？といった計算である．これができないと工事現場の全体像が描けない．

抗がん薬の治療前は，これらの処理が得意，暗算でできた．ところが，これがどうしてもできない．わざわざノートに計算式を書き出さないと作業ができず，「おかしい」と思った．

当時は 5 〜 6 本の業務を常に抱え，忙しい毎日を送っていた．仕事は，クライアントに A の資料を検討してもらう間に B と C の企画書や報告書を作成，途中で外注先の D や E の進捗確認を行うという「複数の業務をジャグリング（juggling）する」のが常だ．ところが，こういったマルチタスクな業務管理がなぜかできない．最初は休職して仕事の「勘」が鈍ったのだと思っていた．ところが症状はなかなか回復せず，やがて不眠や早朝覚醒などにも悩まされた．主治医に訴えても，「年齢のせい」と言われた．当時，三十代だった．

2) 見えない副作用はたくさんある

私どもの団体では 10 年ほど前から無料の電話相談を受けている．その相談内容として，最近はがん治療，特に薬物療法に伴う副作用に起因する悩みごとが増えてきている．そこで，2018 年に，薬物療法を受療したがん患者 300 人を対象に（がん罹患時に就労・診断から 10 年以内），

「薬物療法の副作用が及ぼした就労への影響調査」を行った．調査項目には，QOL 評価に関わる既往研究を参考に容姿の変化などを含む 35 項目を定め，評価に用いた．その結果，辛さの深さでは，倦怠感が第 1 位，次いで，治療部の痛み，気持ちの落ち込みや意欲の低下，食欲の低下が続き（ 図1 参照）．薬物療法を受けた経験がある患者の 5 人に 1 人が，35 項目中 27 項目を「影響した」と選択したことがわかっている．ここからもケモブレインに関係する項目がいくつかあることに気づいて欲しい．

図1 就労に影響を及ぼした副作用症状（出典：「薬物療法を受けたがん経験者の副作用が及ぼす就労への影響調査 2018 年 3 月 16 日（金）～3 月 21 日（水）」一般社団法人 CSR プロジェクト）

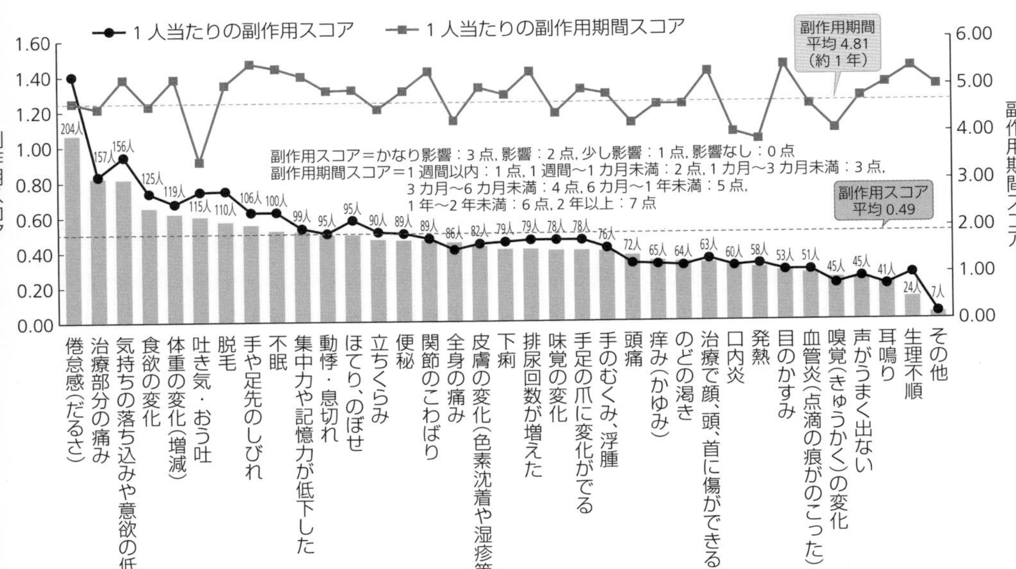

（注）「薬物療法を受けたがん経験者の副作用が及ぼす就労への影響調査」
対象者：10 年以内で，薬物療法を受けた罹患時に就労していた患者（20 歳～ 64 歳まで），
サンプル数：300 名，調査方法：WEB アンケートを用いた疾病パネルへの調査（全国），
調査実施期間：2018 年 3 月 16 日（金）～ 3 月 21 日（水），
実施機関：一般社団法人 CSR プロジェクト，助成金：EFPIA PASE AWARD

3）原因解明と解決策の提示を

当時，「ケモブレイン（chemobrain）」という認知機能の変化が治療後に起こることが，治療医，そして，患者，社会に伝わっていれば，どれだけ楽だったことか，どれだけ自分を責めずに済んだだろうかと今でも思うことがある．

認知機能の変化については，目に見えず，そして，周囲にも伝えにくい，理解されにくいものだ．今後，研究が進み，そのメカニズムが解明され，患者の生活や学習への影響が小さくなることを心から願っている．そして，原因解明だけではなく，解決策を見出し，普及して欲しい．

〈桜井なおみ〉

B. 体験者の声 ②

私は 38 歳で乳がんと診断され，乳房温存手術，抗がん薬治療，放射線治療，ホルモン治療を行いました．認知機能の低下に気づいたのは，ある程度の治療が終わり，3 カ月に 1 回の通院になったころです．

シングルマザーで 2 人の子供との 3 人暮らしのため，治療をしながら仕事を継続し，家事や子どもの用事など日々の忙しさに，考えるより動く方が先という生活でした．

当時，子供は高校 2 年生と中学 3 年生で，学校行事のほか，塾の面談，書類の提出，お金の手続きなど，締め切りや約束のある用事も多かったのですが，以前はそうしたことが優先順位を考えて滞りなく行えていました．

しかし，仕事の帰りにお金をおろして，夕飯の買い物と日用品を買って，ポストに封筒を投函して帰宅する，といった複数の作業ができなくなったのです．

封筒はずっとカバンに入っており，電球はいつまでも買えない．家に帰ってから忘れたことに気がつく状態で，何かすると何かを忘れてしまう自分に苛立ち，当たり前にできていたことができなくて，もどかしい思いをしました．

できない自分を受け入れるまでには暫くかかりましたが，1 日に 1 つだけは確実にやろうと思うようにしてからは，気が楽になりました．

しかし，家庭では許されても，仕事ではミスが許されないことに直面します．

私は人間ドックの結果を報告書に転記する仕事などを行っていましたが，気づかないうちに入力ミスをたくさんしてしまい，見直した時にショックを受けたことを覚えています．5年間，大きなミスもなく続けてきた自分の仕事に自信がもてず，怖くなりました．

また，当時はウイッグをつけていましたが，一見，以前と見た目は変わりません．そのため，仕事のペースが遅くなり，ミスが増えたことを，他部署の職員から怠けていると指摘され，さらに落ち込みました．自己肯定感の低下と周りからの信頼の喪失により，職場であまり話をしなくなり，次第にうつ傾向になっていくのを感じました．

周囲にはがん治療をしながら仕事をしている人がおらず，インターネット上の体験談で「ケモブレイン」という言葉を見つけたので，主治医に尋ねたことがあります．しかし，「そう言われる患者さんはいますね」という言葉だけで，それ以上の話はありませんでした．

病院では対応してもらえない．がん治療の本にも副作用として認知機能の記載はない．この状態が今後も続くのかと思うと不安が募りました．

症状は物忘れだけでなく，頭が働かない，周囲に気を配れないこともありました．こういう行動や発言をするとどうなるか，という想像や思考ができなかったのでしょう．

そのひとつとして思い出されるのが，子どもたちに「私が死んでも二人が困らないように，しっかりしないといけない」と，プレッシャーを与える言葉をかけたことです．子どもたちがどんな顔をして聞いていたのか覚えていませんが，最近，子どもから「お母さんもあの時はしんどかったんだよね．今ではそう思えるよ」と伝えられ，申し訳ない思いでいっぱいになりました．

そのような経験から，身近に情報があればもっと生活しやすいはずと，2015年に働く世代のがん患者が集まれる会を京都で立ち上げました．その場では認知機能の低下について語られることもあります．

「ほら，あれあれ，言葉が全然出ないのよ」「カバンに入れたはずなのに」「何回か来ているのに，駅から反対方向に行ってしまって」などの症状で，「年のせいかな」と，40～50代の参加者が寂しそうに話されます.

そんなとき，私も治療当時はそれまでできていたことが急激にできなくなったことや，その後機能は回復したこと，治療の影響の可能性をお伝えすると，ホッとされて表情が緩みます.

できていたことができなくなることは，怖い．特効薬はなくても治療の影響であることを理解する機会や，できないなりに工夫していることや不安に思っている気持ちを話せる場の必要性を感じています.

〈前田留里〉

5章

●

認知機能障害の特徴と評価

5-1 認知機能障害の特徴

5-1-1 成人・高齢者における認知機能障害の特徴

がん患者に対しての認知機能評価は，がん診療において標準的に行われることではない．高齢者や脳転移，その他の脳の器質性の病変があれば，認知症や認知機能障害を疑うことはあるだろう．しかし，がん医療においてはより若年層に認知機能障害が生じる可能性があり，小児期やAYA世代でもそれが生じていることもありうる．そのため，医療者がまずは認知機能障害に「気づく」ことが，評価につながり，評価によって支援の方法を導くための情報が得られることになる．したがって，まずは評価を導くために，認知機能障害の症状になぜ気づかないことが多いのか，がんに伴う認知機能障害の特徴からその要因を3点にまとめ以下にあげる．

① がんに伴う認知機能障害は脳損傷などによる認知機能障害に比べると軽微なものが多いため，仕事や家事などの複雑な課題が少なく医療者のサポートの多い入院生活では顕在化しないことがある．そのため，患者が認知機能障害に気づくのは退院後に複雑な課題に直面した時であることが少なくない．そのため，認知機能障害に気づいた時には医療機関への相談がしにくくなったり遅れたりする．このようなことが，潜在的には多くの患者が認知機能障害をもつ可能性がありながらも，医療へとつながらない一つの要因であると考える．

② 患者や家族のみならず，医療関係者ががんやがん治療に伴い認知機能障害が生じることを知らないことも一つの要因である．認知機能の

低下は，加齢に伴うものや脳実質の損傷によるものは比較的認識されているが，中枢病変を伴わないがんによっても認知機能障害が生じうることは医療者の中でも十分に知られておらず[1]，がんに伴う認知機能障害の存在に否定的な意見があるのも現実である．そのため，患者自身が認知機能の変化に気づき，医療機関への相談を行ったとしても適切な対応につながらないことがある．そのため，患者に対してがん治療中に認知機能障害が起こりうることを説明し，その際に相談できるように体制を整えておくこととともに，医療関係者への啓発も重要である．

③ がん患者における認知機能障害は，主観的評価と客観的評価の乖離がみられやすいことが一つの要因である[2, 3]．そのため他者からみて認知機能障害に気づかれることが少ない[4]．したがって，医療者は患者との関わりの中で，患者が主観的に感じている認知機能の変化について医療者に発言しやすい環境を作り，それを見逃さないことも重要であろう．

以上のように，がんに伴う認知機能障害は気づくことが非常に重要であり，その「気づき」を受療，そして評価に結びつけることがまずは大切である．併せて，復学や復職など，生活面で認知機能障害により，患者に不利益が生じる，あるいは生じている可能性がある場合には，認知機能障害に関して適切に評価し対応することが望ましい．

■文献

1) 谷向　仁. がんに伴う認知機能障害の認識の向上のための啓発活動. 笹川記念保健協力財団　地域啓発活動助成（2018）報告書.
2) O'Farrell E, Smith A, Collins B. Objective-subjective disparity in cancer-related cognitive impairment: does the use of change measure help reconcile the difference? Psycho-Oncology. 2016; 26: 1667-74.
3) Vardy J, Wong K, Yi Q, et al. Assessing cognitive function in cancer patients. Support Care Cancer. 2006; 14: 1111-8.
4) 谷向　仁. がん患者に認められる様々な認知機能障害―これまでの知見と今後の課題―. 精神経誌. 2015; 117: 585-600.

〈小川真寛〉

5-1-2 小児における認知機能障害の特徴

日本における小児がんの新規発症数は，年間 2,000 ～ 2,500 人程度で，いわゆる稀少がんの代表として位置づけられる．近年の診断・治療の進歩によって生命予後は格段に良くなり，今や 70% 以上の患者が長期生存を望める時代となった．その一方，長期生存者の生活の質を考える上で，晩期合併症としての認知機能障害は大きな課題である．

小児がんの中で最も発症頻度が高い白血病などの小児血液腫瘍の治療では，多剤併用化学療法や大量化学療法，造血幹細胞移植，放射線療法などが行われる．放射線療法による亜急性（治療後半年以内）の症状として，食欲不振や吐き気などの消化器症状に加えて，傾眠や易疲労があり，これらは中枢神経系への照射をした小児血液腫瘍患者の約 50% にみられる[1)]．歴史的には小児血液腫瘍の治療として頭蓋照射（cranial irradiation：CI）と髄注が行われてきたが，頭蓋照射の晩期合併症を考慮し，近年では中枢神経系に対する予防照射は最小限にとどめ，中枢神経系の予防治療として，メトトレキサートの髄腔内投与（髄注）が行われている[2)]．このように晩期合併症を考慮した治療が行われているにもかかわらず，認知機能障害として，知能指数やワーキングメモリー，処理速度の低下，記憶力や集中力の障害が生じる可能性がある[3-5)]．これらは頭蓋照射を行った患者に限らず，頭蓋照射を行っていない患者においても同様，注意機能の低下などが生じる可能性がある[6)]ことを念頭において診療や支援にあたる必要がある．

さらに，小児がんの中で小児血液腫瘍に次いで多い小児脳腫瘍では，脳腫瘍そのもの，あるいは治療の影響により，認知機能障害が生じやすい．頭蓋照射による影響は，照射の線量や範囲，部位，1 回線量や照射期間，特に照射時の年齢が重要で，認知機能の発達を考慮し，3 歳未満の小児に対しては，放射線療法は行わず化学療法で治療する方法が主流である[7)]が，それ以外の年齢であっても，ワーキングメモリーや処理速度，視覚性記憶の低下などが生じ，経時的に認知機能が低下していく可能性[8]も報告されている．また，脳腫瘍では，外科的な治療として手術療法が重要な役割をはたすが，小児脳腫瘍手術に特有な合併症として，小脳腫瘍摘出術後の cerebellar mutism syndrome（小脳無言症）がある．これは，髄芽腫手術では約 1/4 の症例で観察され[9]，遂行機能障害や視空間認知障害，言語障害などの認知機能障害との関連性も指摘されている[10]．

小児がんの患者の認知機能障害の特徴を簡単に述べたが，医療者はこれら治療の影響や発達的な側面を考慮し，認知機能障害の存在に気づき，評価し，支援することが重要である．

■文献

1) Schwartz CL, Hobbie WL, Constine LS, 他編．日本小児白血病リンパ腫研究グループ長期フォローアップ委員会（監訳）．小児がん経験者の長期フォローアップ　集学的アプローチ．東京：日本医学館；2008.

2) 日本小児血液・がん学会，編．小児白血病リンパ腫診療ガイドライン　2016 年版．東京：金原出版；2016.

3) 国立研究開発法人国立がん研究センターがん対策情報センター．がんの冊子　小児がんシリーズ　白血病　第 3 版．東京：図書印刷株式会社；2017.

4) 国立研究開発法人国立がん研究センターがん対策情報センター．がんの冊子　小児がんシリーズ　リンパ腫　第 3 版．東京：図書印刷株式会社；2017.

5) Schatz J, Kramer JH, Ablin A, et al. Processing speed, working memory, and IQ: a developmental model of cognitive deficits following cranial radiation therapy. Neuropsychology. 2000; 14: 189–200.

6) Krull KR, Bhojawani D, Conklin HM, et al. Genetic mediators of neurocognitive outcomes in survivors of children acute lymphoblastic leukemia. J Clin Oncol. 2013; 31: 2182–91.

7) 山崎麻美，坂本博昭，編．小児脳神経外科学　改訂 2 版．京都：金芳堂，2015.

8) Mabbott DJ, Monsalves E, Spiegler BJ, et al. Longitudinal evaluation of neurocognitive function after treatment for central nervous system germ cell tumors in childhood. Cancer. 2011; 117: 5402–11.

9) Robertson PL, Muraszko KM, Holmes EJ, et al. Incidence and severity of postoperative cerebellar mutism syndrome in children with medulloblastoma: a prospective study by the Children's Oncology Group. J Neurosurg. 2006; 105: 444–51.

10) Wells EM, Walsh KS, Khademian ZP, et al. The cerebellar mutism syndrome and its relation to cerebellar cognitive function and the cerebellar cognitive affective disorder. Dev Disabil Res Rev. 2008; 14: 221–8.

〈田畑阿美〉

5-2 認知機能障害の評価

5-2-1 認知機能評価の目的

医療の中では，検査や評価は数多く行われており，適切な診断から治療・介入・支援へ結び付けるための中核的な役割をはたしている．認知機能評価についても同様であり，まず認知機能障害を適切に把握する目的で評価が行われる．しかしながら，この認知機能評価は認知機能障害を同定することだけが目的ではなく，その障害の日常生活や社会生活への影響や関係，そしてどのように支援していくかについてを検討する情報源とするためでもある．そのため，障害のみならず，その人に保持されている機能や優れている機能といったポジティブな結果を見出すことも評価の重要な目的であることを忘れてはならない．

認知機能は幅広い領域があり，それぞれの機能に対して様々な評価法があり，評価法ごとに特徴がある．そのため，多くの評価法の中から，目的に見合った実行可能な範囲で評価法を選択して行うことが望ましい．その際の標準的な評価の手順としては，最初に質問紙や問診により患者の困っている主観的な認知機能障害を明らかにし，次に客観的なスクリーニング評価によって認知機能障害の有無や問題点を確認する．そして必要に応じてより詳細な認知機能評価やバッテリーを用いた評価を行う．当然のことであるが，診察室や病棟環境による環境的制約，診療の時間制限など時間的制約，患者の身体，心理的負担感を考慮して評価法は選択される．がん医療においては，診療に際し多くの検査や治療が行われるため，さらに認知機能の検査が加わることによる患者の負担感にも注意する必要がある．したがって，評価を網羅的に沢山やればよいというわけではなく，優先順位を決めて検討していくことが求められる．特に超高齢者やがんによる身体症状の程度（重篤度），時期（終末期など）によっては，評価することが好ましくないと判断される場合もあるため，評価するメリットとデメリットのバランスを見ながら検討されることが望ましい．

がん医療における認知機能障害は，前項までで説明されているように，加齢や脳転移などの疾患そのものの影響，治療による影響など，原因は様々である．そして，その認知機能障害は，記憶障害，見当識障害，注意機能障害，実行機能障害，言語障害，視空間認知障害など多岐にわたり，これらの認知に関わる問題の総称として認知機能障害という概念がある．一般的に認知機能障害という言葉からは認知症と混同されやすく，物忘れのような記憶障害が想起されやすい．そのため，「忘れっぽくなった」などの発言が聞かれると「認知機能障害かも」，と疑う人も多いが，がん患者は記憶障害以外の認知機能障害を経験することも多い．例えば「言いたい言葉がすぐに思いつかなくなった」「複数のことを同時に行うのが難しくなった」「以前はできた仕事に集中できなくなった」などの発言である．これらの発言の背景は言語障害や注意機能障害の可能性があり，それらの問題を診療の中で気づき，評価に結びつけていくことが重要である．このように様々な認知機能に関わる患者の発言から

表1 日常生活の言動で認知機能障害が疑われる症状とその障害の名称

障害の名称	症状の例
記憶障害	・物を置いた場所がわからなくなる．よく物をなくすようになった． ・仕事で指示された内容を覚えておけなくなった．
注意機能障害	・長時間の仕事や勉強に集中が続かなくなった． ・音や話し声が気になり，集中できなくなった．
処理速度の低下	・作業のスピードが以前より遅くなった．
言語的流暢性の低下	・会話中に，自分の言いたいことや物の名前を思い出すのに苦労するようになった． ・人と話をしていて，言いたいことがすぐにまとまらなくなった．
ワーキングメモリーの低下	・同時に複数の仕事や課題をこなすことが難しくなった． ・複数のことや情報量の多い指示があると，一度に理解することが難しくなった．
遂行機能の低下	・物事を順序だてて行うのが苦手になった．

認知機能障害を疑い，それを評価・介入に活かすようにできれば評価の目的性が高まる．日常生活の言動の中で，認知機能障害が疑われる症状の例とその障害の名称を 表1 にまとめているので，評価を選択される際に参照してもらいたい．

〈小川真寛〉

5-2-2 成人・高齢者に対する認知機能評価

成人・高齢者の認知機能の特徴は，成長過程をすでに終えていること，成人でプラトーに達して高齢期では徐々に低下を示すことなどである．発達過程の途中である小児期と違って，今までできていたことが難しくなったり，実際にできなくなったりすることで顕在化されるため，わかりやすい面もある．また，自分の能力の変化についても基本的には自ら表現できるため，主観的な変化を評価することがまず重要である．一方，高齢期によくみられるアルツハイマー型認知症などの場合，認知機能低下の自覚を伴わないことが多い．そのため，主観的な認知機能評価よりも，客観的評価や日常生活での様子の変化の方がとらえやすい場合が多く，これらの違いについて理解が必要である．

認知機能検査は知的機能を測定する項目も含まれるため，それらの項目では病前からの知的能力が検査の結果に影響を及ぼす．そのため，学歴や罹患後の能力の変化を確認することが認知機能障害のより正確な評価につながる．例えば，元々学歴が高く，知的レベルが高い人の検査結果が標準的なスコアであったとしても，その人自身は認知機能低下を感じている可能性がある．したがって，評価対象者の背景も含めての評価と解釈が必要であろう．

本項では，高齢者や成人に対する質問紙や机上の評価を紹介していく．実際の診療では，高齢者や脳転移などが疑われるケースでは，脳の画像検査が同時に行われることも少なくない．本項ではこれらの検査については紹介を割愛するが，それらの所見も併せ認知機能の状態を評価することが重要と考える．

A. 質問紙評価

がんに伴う認知機能障害は主観的な障害が客観的な障害よりも多く報告されている．主観的な障害は質問紙を用いることで認知機能障害への認識や日常生活，社会生活への影響を評価することが一つの方法である．ここではがん患者に対する 2 つの主要な質問紙評価である FACT-Cog と CSC-W21 について紹介する．両者とも自記式での回答が可能であるため，評価用紙が入手できれば容易に活用できる評価である．

1. FACT-Cog

1）評価の目的と特徴

がんに伴う主観的な認知機能評価法としては，日本語に翻訳され標準化されている質問紙の Functional Assessment of Cancer Therapy—Cognitive Function（FACT-Cog）がある[1)]．原文は英語で，多くの国で使用できるように翻訳されており，フランス語，中国語，韓国語でも標準化されている．

2）評価内容と使用方法

37 項目, 5 段階のスケールで構成され，認知機能障害の主観的経験，他者からの指摘，認知能力の主観的経験，生活の質への影響の 4 領域で評価される．臨床的には 6.9 ～ 10.6 点が重要な変化点で認知機能障害の有無の判断指標とされている．FACT-Cog を入手するには FACIT.org（https://www.facit.org/FACITOrg/Questionnaires）にアクセスをし，使用登録をすれば日本語版が入手可能である．

JCOPY 498-22922

2. Cognitive Symptom Checklist Work 21（CSC-W21）

1）評価の目的と特徴

CSC-W21は仕事に関わる認知機能障害の質問紙による主観的評価法で，がん患者の復職や仕事継続支援のためには有用である．しかし，実際の仕事での制限との関係はいまだ明らかにされておらず，仕事への認知機能障害の影響を示せるかどうかはまだ明らかではない[2]．

原版は英語で，中国語，オランダ語に訳され，それぞれ標準化されている．2019年現在，日本で標準化の作業が行われている．

2）評価内容と使用方法

CSC-W21は21項目からできており，「はい」「いいえ」の2択で回答するように作成されている．ワーキングメモリー，実行機能，課題の完結という3領域に関して評価される．

■文献（A. 質問紙評価）

1）Wagner LI, Sweet J, Butt Z, et al. Measuring patient self-reported cognitive function: Development of the functional assessment of cancer therapy—Cognitive function instrument. J Support Oncol. 2009; 7: W32–9.

2）Ottati A, Feuerstein M. Brief self-report measure of work-related cognitive limitations in breast cancer survivors. J Cancer Surviv. 2013; 7: 262–73.

〈小川真寛〉

B. スクリーニング評価（MMSE, MoCA）

Isenberg-Grzedaら[1]は，がんに伴う認知機能障害のスクリーニングとして，Mini-Mental State Examination（MMSE），Montreal Cognitive Assessment（MoCA），時計描画試験（Clock Draw Test）をあげている．ここでは本邦でよく使用されているMMSEとMoCAについて紹介する．

これらの評価方法の共通の特徴として，① 短時間（おおよそ10～15分程度）かつ簡便に実施ができること，② 対面式での質問式検査であること，③ 0 点から 30 点満点で得点が示され，低い点数が認知機能の低下を示すこと，④ カットオフが示されておりそれにより認知機能の低下を疑う明確な指標が示されることがあげられる．いずれの評価も認知症や認知機能のスクリーニング評価として，幅広く活用されている．それぞれの評価には特徴があるため，以下に詳細を述べる．これらのスクリーニング評価はがん関連の認知機能障害でよく認められる処理速度や実行機能に関して測定する項目が少ないため，それらの内容は他の評価法を用いて補うことが推奨される．

1. Mini-Mental State Examination（MMSE）

1）評価の目的と特徴

MMSE は国際的に最もよく活用されている認知症や認知機能障害をスクリーニングするアセスメントである．1975 年に精神疾患をもつ患者への臨床評価として作成された[2]．質問の構成としての特徴は言語性の認知機能検査に加えて，動作性の検査があることで，動作命令の遂行文章の作成，図形模写等の課題を含んでいる．これにより，視空間認知機能障害，例えば構成障害や半側空間無視のスクリーニングができるという特徴がある．また臨床だけでなく，国内外で研究にもよく利用されている．

2）評価内容と使用方法

MMSE は 11 のカテゴリー，つまり，時に関する見当識，場所に関する見当識，記銘，注意と計算，再生，呼称，復唱，理解，読字，書字，描画の課題から成り立っている．実施，採点方法の詳細に関しては「使用者の手引」が出版されているため，そちらを参照して頂きたい．過去の文献では施行，採点方法が様々存在するが，「使用者の手引」は 2012 年に出版され，2019 年に改訂されている[3, 4]．

2. Montreal Cognitive Assessment（MoCA）

1）評価の目的と特徴

MoCA は軽度認知機能障害（mild cognitive impairment：MCI）のスクリーニングを目的に作られており MMSE より課題の難易度が高く，MCI の検出力が高いことが特徴である[5)]．この特徴から軽度の認知機能障害であるがんに伴う認知機能障害のスクリーニングは MMSE より MoCA の方が，検出率が高いとの報告がある[6)]．

日本で使用されている MoCA-J はカナダで開発された MoCA を日本語に翻訳したものである[7, 8)]．

2）評価内容と使用方法

MoCA は注意機能，集中力，遂行機能，記憶，言語，視空間認知，概念的思考，計算，見当識という多機能を評価するように構成されている．使用方法と評価用紙（8 章 付録参照）は MoCA-J のホームページ（http://www.mocatest.org）で公開されており，そこからダウンロードして使用が可能である．使用方法の詳細はそちらに詳しく書いてあるので，ここでは割愛する．

■文献（スクリーニング評価）

1）Isenbeg-Grzeda E, Huband H, Lam H. A review of cognitive screening tools in cancer. Curr Opin Support Plliat Care. 2017; 11: 24-31.

2）Folstein MF, Folostein SE, McHugh PR. “Mini-mental state”. A practical method for grading the cognitive state of patients for the clinician. J Psychiatr Res. 1975; 12:189-98.

3）Folstein MF, Folostein SE, McHugh PR, et al, 杉下守弘，訳．精神状態短時間検査　日本版（MMSE-J）．東京：日本文化科学社．2012.

4）Folstein MF, Folostein SE, McHugh PR, et al, 杉下守弘，訳．精神状態短時間検査　改訂日本版（MMSE-J）．東京：日本文化科学社．2019.

5）Nasreddine ZS, Phillips NA, Bedirian V, et al. The Montreal Cognitive Assessment, MoCA: A brief screening tool for mild cognitive impairment. J Am Geriatr Soc. 2005; 53: 695-9.

6）Olson R, Tyldesley S, Carolan H, et al. Prospective comparison of the prognostic utility of the Mini Mental State Examination and the Montreal Cognitive Assessment in patients with brain metastases. Support Care Cancer. 2011; 19: 1849–55.

7）鈴木宏幸，藤原佳典．Montreal Cognitive Assessment（MoCA）の日本語版作成とその有効性について．老年精神医学雑誌．2010; 21: 198–202.

8）Fujiwara Y, Suzuki H, Yasunaga M, et al. Brief screening tool for mild cognitive impairment in older Japanese: Validation of the Japanese version of the Motreal cognitive assessment. Geriatr Gerontol Int. 2010; 10: 225–32.

〈小川真寛〉

C. 知能

知能とは「目的をもって行動し，合理的に思考し，自らの環境に効果的に対処するための個人の能力」と定義されている[1]．知能はいくつかの異なる認知機能から構成される階層構造をもつと同時に，個人の行動の全体を特徴づける．認知機能のスクリーニング検査では評価しきれない総合的な知的能力を精査する場合に知能検査を用いるが，検査により明らかになった対象者の能力がどのように生活上に現れているかについては聞き取りが必要である．低下した機能のみならず，良好に保たれている機能について解釈し，その能力で代償する方法をともに考えることも対象者の支援として非常に重要である．

1）WAIS-Ⅳ
（Wechsler Adult Intelligence Scale-fourth edition）[1]

① 評価の目的と特徴

全般的知能検査として実際的・臨床的有用性が高く，世界的に広く用いられている．16 歳 0 カ月から 90 歳 11 カ月までの受検者の知能を評価するための個別式の包括的な臨床検査である．日本版 WAIS-Ⅲの改訂版であり，2018 年に刊行された．

② 評価内容と使用方法

WAIS-Ⅳは，特定の認知領域の知的機能を表す 4 つの合成得点である「言語理解」，「知覚推理」，「ワーキングメモリー」，「処理速度」と，全般的な知的能力を表す合成得点である「全検査 IQ」を算出する．合成得点は平均値 100，標準偏差（SD）15 となるよう標準化されている．合成得点の算出には最低 12 項目から最大 15 項目の下位検査を行う必

JCOPY 498-22922

要があり，すべての検査実施には平均88.4分の時間を要する．所要時間が比較的長く，検者・被検者の負担も大きいことから，開始前には十分説明を行い，被検者の意志や希望を確認しておくことが重要である．

D. 記憶機能

記憶とは，新しいことを覚えて（入力），短時間あるいはしばらくして（保持）思い出す（想起）という過程である[2)]．がんやがん治療に伴う認知機能障害では，特に最初の過程である入力に問題が起きやすい[3)]．新しい情報を覚えようとするとき，情報量が多くなると，すべてが入力されずに忘却されてしまうことがある．具体的には「新しい抗がん薬について説明されたが詳細を覚えていない」というように，入力が部分的になり記憶が不完全な状態が生じる．一度に入力できる情報量は個人によって異なるが，後述するワーキングメモリーの低下により記憶入力の問題が生じる可能性もある．一方で，抗がん薬の名前を言われたときにそれが以前説明されたものかどうかを判断することができる（再認できる）場合がある．これは新しいものごとを忘却していたのではなく，脳内に入力され，保持されていた情報を想起できなかった，という状態であると考えられる．このように，記憶は入力・保持・想起に加えて再認の過程があり，これらのどこで問題が起きているかを評価する必要がある[3)]．

1）ホプキンス言語学習テスト（Hopkins Verbal Learning Test-Revised：HVLT-R）

① 評価の目的と特徴

言語性記憶の検査として世界的に利用されており[4)]，日本語版が入手できる．単語リストを入力された直後と20～25分後に想起することで記憶の入力・保持・想起を評価し，加えて再認課題があるため，記憶の各過程を網羅した評価法である．認知機能スクリーニングであるMMSEと比べてわずかな変化を検出できる[5)]との報告があり，日常生活で問題となるような軽微な記憶機能低下を評価するために有効である．日本語版の健常標準値などは報告されていないため，時間経過に伴う被検者の能力の変化を観察するのに適しているといえる.

② **評価内容と使用方法**

12 個の単語リストを記憶させる検査である.まず学習施行として,単語リストを読み上げたのち,被検者に繰り返させる試行を 3 度行う.試行 1 ～ 3 で再生できた単語の合計を「再生合計」という.この後,干渉時間を 20 ～ 25 分おくが,その際に単語の再生を後ほど行うことを被検者には伝えない.また干渉時間のうちに別の言語性検査を行わないよう注意する.検者は 20 分後に遅延再生試行(試行 4)の説明を開始する.このとき被検者がヒントなしに再生できた単語数を「遅延再生」という.さらに(試行 4 ÷試行 2 または 3 のうち高いほうのスコア× 100)を「記憶保持率」といい,入力された記憶がどの程度保持されていたかの指標となる.遅延再認試行は,最初に提示した 12 個の単語を含めて 24 個の単語リストを読み上げ,その単語が初めのリストにあったかなかったかを選択させる.その正誤により「再認識別指数」が算出され,これが記憶の再認の指標となる.

2) Rey Complex Figure Test and Recognition Trial (RCFT)

① **評価の目的と特徴**

視覚性記憶の検査として本邦において広く利用されている Rey 複雑図形検査(Rey-Osterrieth Complex Figure: ROCF[6])に再認課題が追加されたものである[7].従来型の検査でも実施されていた模写,直後再生,遅延再生に加え,図形に含まれる要素について再認させる.再認課題があることで,被検者が手がかりから記憶の想起ができるか評価できる[8].1995 年に発行された RCFT マニュアル[8]には,18 ～ 89 歳の標準値がある.

② **評価内容と使用方法**

検査は模写,直後再生,遅延再生,再認の 4 つの課題からなる.まず模写課題では,複雑図形と白紙を被検者に提示し,書き写させる.このとき所要時間を計測することで,処理速度の指標にすることができる.模写が完了した 3 分後,直後再生課題を行う.先ほど模写した図形を,記憶を頼りに白紙上に再生させる.さらに模写完了から 30 分後に,遅延再生課題を行う.実施方法は直後再生課題と同様である.直後・遅延

JCOPY 498-22922

再生課題の開始までは，本検査と全く関係のない言語性の課題などを行うのが望ましい．採点は，複雑図形を構成する 18 要素を各 2 点・1 点・0.5 点・0 点のいずれかで評価した合計（36 点満点）で行う．RCFT では，遅延再生課題終了直後に再認課題を実施する．複雑図形を構成する 18 要素のうち 12 要素を含む 24 要素の図形を用いて，正しく再認できた要素の数，再認できなかった要素の数，誤って再認した要素の数から，「Recognition Total Collect」を算出する．

3) WMS-R (Wechsler Memory Scale-Revised)[9)]

① 評価の目的と特徴

総合的で標準化された記憶検査の中で最も広く使われている．様々な記憶の側面を測定できるように構成されており，対象年齢は 16 ～ 74 歳である．言語性・視覚性記憶を含む包括的な記憶機能を精査できるため，個人の記憶能力の特徴を知ることができる．

② 評価内容と使用方法

8 つの短期記憶検査から「一般的記憶」と「注意 / 集中力」という 2 つの主要な合成得点が得られる．「一般的記憶」は「言語性記憶」と「視覚性記憶」からなる．さらに 4 つの遅延再生検査から「遅延再生」合成得点が得られる．WAIS-Ⅳと同じく，各合成得点は平均値 100，標準偏差 15 となるよう標準化されている．

E. 注意機能とワーキングメモリー

注意とは，対象の認知，言語，記憶，思考をはじめとする認知機能を有効に働かせるために不可欠な神経機能である[10)]．注意機能が低下すると，物事に集中できない，複数の事柄が円滑にこなせない，周囲の声や周りの動きに気がそれる，などの臨床症状が観察される．しかしこれらの症状は軽度であれば，入院生活では気づかれにくく，復学や復職後，地域生活を送るなかで複雑な認知機能を要する場面に直面して初めて自覚されることがある．注意機能を評価するためには，注意の概念を構成する要素（持続的注意，選択的注意，配分的注意など）のうち，どの要素が低下しているかを明らかにすることが重要である．

ワーキングメモリーとは作動記憶ともよばれ，論理的思考，理解，学習といった複雑な課題を遂行する際に，情報を一時的に保持（記憶）し行動を制御する働きをもつ[11)]．生活上では，口頭で伝えられた電話番号をメモに残すまで覚えておく，といった場面で発揮される．配分的注意と密接に関連した機能であり，注意機能と同時に評価されることが望ましい．

1）Span

① 評価の目的と特徴

ワーキングメモリーを評価する代表的検査であり，簡便で短時間で実施可能であるため広く利用されている．入力される情報の違いから聴覚性 Span と視覚性 Span に分けられる．聴覚性 Span では難聴や言語障害，視覚性 Span では視力障害などの影響を受けるため，他の症状が合併していないか確認が必要である．

② 評価内容と使用方法

聴覚性 Span は数唱（Digit Span）ともいい，検者が読み上げた数字列を同じ順序で繰り返させる順唱，逆の順序で繰り返させる逆唱がある．2 桁から順に数字列を増やしていき，誤答が 2 回つづいたら打ち切る．正答した最大の桁数を評価対象とする．数唱は WAIS-Ⅳの作動記憶，WMS-R の注意 / 集中力，標準注意検査法（CAT）のサブテストに含まれる．

視覚性 Span は Tapping Span ともいう．カード上に描かれた複数の四角を，検者が指し示すのを見て，同順序および逆順序で指さす課題である．方法は聴覚性 Span と同様に，2 桁から順に桁を増やしていき誤答が 2 回つづいたら打ち切り，正答した最大の桁数を評価対象とする．これは WMS-R, CAT に含まれる．

2）Trail Making Test（TMT）

① 評価の目的と特徴

TMT には Part A と Part B があり，評価できる認知機能が異なる．Part A は主として選択性注意，Part B は配分的注意，ワーキングメモリーが評価できる[11,12)]．Part B は後述する遂行機能の評価とする場合も多い[4, 10)]．評価はPart A, Part Bそれぞれの所要時間と誤反応数で行う．2019年に発行されたTrail Making Test日本版（TMT-J）[13)]で20～80歳代の各年代別に平均値と標準偏差（SD）が明らかにされている．それまでは所要時間を用いて，差（Part B − Part A）や比率（Part B/Part A）で評価する方法[10,14, 15)]が用いられてきたが，TMT-Jでは所要時間が平均+1SD以内を「正常」，平均+2SD以内を「境界」，平均+2SD以上を「異常」とする総合判定がある．Part AとPart Bを合わせて実施することで様々な認知機能の評価が可能となる優れた検査であり，あわせて15分程度で実施できるため，広く使用されている．

② 評価内容と使用方法

Part Aは1から25までの数字がランダムに並べられた紙面を用い，1から順番に，できるだけ早く，間違えないように数字を線で結ばせる課題である．途中で結ぶ順番を間違ったときは検者がそれを指摘し，訂正してから次の数字に進むこと，次の数字を探索する際に紙面から鉛筆を離してはいけないこと，の2点が注意すべき規則である．検者は所要時間と誤反応数，鉛筆を紙から離した回数を記録する．

Part Bは1から13までの数字と「あ」から「し」までのひらがながランダムに並べられた紙面を用い，「1→あ→2→い→3→う...」のように数字とひらがなを交互に線で結ばせる課題である．規則はPart Aと同様である．

3) 標準注意検査法（Clinical Assessment for Attention：CAT）[16)]

① 評価の目的と特徴

本邦において臨床的に有用で標準化された注意機能のテストである．20～70歳代を対象としており，包括的評価として有用である．マニュアルには加齢性変化や症例について解説があり参考にできるが，ここでの症例は脳損傷患者を想定している[16)]ため，がん患者に適用する場合は解釈に注意が必要である．

② 評価内容と使用方法

7つのサブテスト（Span, Cancellation and Detection Test, Symbol Digit Modalities Test, Memory Updating Test, Paced Auditory Serial Addition Test, Position Stroop Test, Continuous Performance

Test）から構成される．サブテストごとに20～70歳代の平均値と標準偏差，cut-off値がある．サブテストごとに反映する注意機能が異なるが，短期記憶，選択的注意，配分的注意，持続的注意などが評価できる．

F. 遂行機能

遂行機能とは，日常生活活動や対人関係，社会的な活動場面において生じるさまざまな問題について，問題を明確化し，適切な解決法を計画し，その解決法を行動に移し，自らの行動を観察し必要に応じて修正する機能のことで，実行機能ともよばれる[17]．遂行機能が低下すると，基本的な自宅生活は問題ないが，職場でミスが増える，以前のように効率よく作業ができない，保険や年金などの書類の手続きが難しい，などの症状が認められる．これらの症状は，注意や記憶の障害とは独立して起こりうる．遂行機能には，①目標設定，②計画立案，③計画実行，③効果的な行動（行動を監視・評価し，効率よく修正する能力），の4要素がある[18]とされており，どの要素に問題が生じているかに注意しながら評価する必要がある．

1）Wisconsin Card Sorting Test（WCST）

① 評価の目的と特徴

新しい情報と以前の情報を頭にとどめて，適切な対象・判断を選択し，そのセットを維持し，更新される情報に従って転換していく「認知機能の柔軟性」[19]の評価に用いられる．この機能をセットの転換ともいう．原版[20]では128枚のカードを1枚ずつカテゴリー分類することが求められるが，本邦では広く慶応版[21]が用いられている．カード枚数は48枚であり，試行回数が少ないために被検者・検者の負担が軽減されている．検査手順および反応の記録が煩雑な検査であり，慶応版ウィスコンシンカード分類検査（KWCST）の記録用紙[22]や，パソコン版[23]を用いるのが便利である．

② 評価内容と使用方法

慶応版では，第1段階でカードを「色」「形」「数」のいずれかで分類するよう指示する．被検者は48枚のカードを1枚ずつ分類し，検者

JCOPY 498-22922

はその分類の正誤をフィードバックする．被検者は正しい分類となるよう試行錯誤することが求められる．正しい分類が 6 枚連続すると「カテゴリー達成」となり，被検者への教示なしに正しい分類を変更する．これが 48 枚すべてを分類し終えるまで繰り返される．第 2 段階では，検者が正しいカテゴリーを時々変更していることを教示する．方法は第 1 段階と同様である．評価は，達成されたカテゴリー数と，被検者がどのような誤りを何回したか，という点で行われる．代表的な誤り反応として，カテゴリー達成後，分類基準が変わったにも関わらず前のカテゴリーで分類し続けるものを「ミラー型保続; PEM」，直前の誤反応と同じカテゴリーに分類するものを「ネルソン型保続; PEN」がある．どちらの誤りも「保続」という症状に含まれ，柔軟な思考の切り替え能力の低下が示唆される．

2) Stroop Test

① 評価の目的と特徴

Stroop Test には様々な方法があり，本邦において標準化された方法はない．一般的には，色名を表す単語（赤，青，緑，黄など）を別の色で書いた文字を用い，単語を読むのではなく色名を読むという課題が用いられる．字を音読するという習慣的な反応を抑制しつつ，難しい処理を連続して行う能力が必要であり，注意機能より高次であり比較的難しい検査といえる．

② 評価内容と使用方法

Stroop Test は，順番にできるだけ速く間違わないように文字の色を言うよう教示し，所要時間と誤反応数で評価する．習慣的反応の抑制に時間を要しているかどうかを評価するために，比較対象となる対照課題がいくつかある．Modified Stroop Test 日本語版[24]では，赤青緑黄の色を塗ったドットをランダムに並べ，その色名を呼称させる課題（Part I），色とは関係の少ない漢字（川，木など）の書かれた色を読む課題（Part II），色を表す漢字の色名呼称課題（Part III）を実施し，それぞれの所用時間の差を求めることで，反応の抑制を評価している．

3) 流暢性検査 (Fluency Test)

① 評価の目的と特徴

流暢性とは，特定の基準に合う対象を自らの方略によって探索し，できるだけ多く表出する能力をさす[19]．語の流暢性検査（Word Fluency Test）が最も広く使われている．実施するには明らかな失語症や言語障害がないことが前提となる．どれだけ豊富に回答を表出できるかという能力は発散的思考[25]とよばれ，柔軟な思考能力が評価できる．また同じ語の繰り返しを避けるためのワーキングメモリーも評価できる．

② 評価内容と使用方法

特定の頭文字（例えばMoCA-Jでは「か」）やカテゴリー（動物，果物，乗り物など）が指定され，それに従って，できるだけたくさんの語を1分間で答えさせる．MoCa-Jでは11語以上を1点，それ以下を0点とカットオフ値を定めている．一方，個人差の大きい検査であるため，個人内で経過に従う変化を観察するために用いる[19]とする意見もある．

4) 遂行機能障害症候群の行動評価 日本版 (Behavioural Assessment of the Dysexecutive Syndrome: BADS)[26]

① 評価の目的と特徴

遂行機能障害症候群によって生じる日常生活上の問題を予測するための検査バッテリーである．対象年齢は明示されていないが，検査成績区分は40歳以下，41〜65歳，65〜87歳の3年齢群に分けられている．下位検査が遂行機能のどの側面を反映しているかの対応はやや難しい[19]とされており，解釈には注意が必要である．

② 評価内容と使用方法

下位検査には規則変換カード検査，行為計画検査，鍵探し検査，時間判断検査，動物園地図検査，修正6要素検査がある．さらに本人および家族・介護者用の遂行機能障害の質問票（DEX）が付属しており，主観的な問題点を把握するのに有効である．結果は粗点をプロフィール得点に変換し，その合計で行う．平均値100，SD 15の標準化得点に加え，きわめて優秀〜平均〜障害ありの7段階による全般的区分が定められている．

■文献（C. 知能～ F. 遂行機能）

1）Wechsler D, 日本版 WAIS-IV刊行委員会. 日本版 WAIS-IV知能検査 理論・解釈マニュアル. 東京: 日本文化科学社; 2018.
2）石合純夫. 第 6 章　幅広い側面に関わる高次脳機能とその障害 B 記憶障害. In: 高次脳機能障害学 第 2 版. 東京: 医歯薬出版; 2012. p.197–220.
3）Root JC, Andreotti C, Tsu L, et al. Learning and memory performance in breast cancer survivors 2 to 6 years post-treatment: the role of encoding versus forgetting. J Cancer Surviv. 2016; 10: 593–9.
4）Jansen CE, Miaskowski C, Dodd M, et al. A metaanalysis of studies of the effects of cancer chemotherapy on various domains of cognitive function. Cancer. 2005; 104: 2222–33.
5）Saito H, Tanaka K, Kanemoto A, et al. Factors affecting the baseline and post-treatment scores on the Hopkins Verbal Learning Test-Revised Japanese version before and after Whole-Brain Radiation Therapy. Int J Mol Sci. 2016; 17: 1834.
6）Corwin J, Bylsma FW. Psychological examination of traumatic encephalopathy. Clin Neuropsychol. 1993; 7: 3–21.
7）Meyers JE, Lange D. Recognition subtest for the complex figure. Clin Neuropsychol. 1994; 8: 153–66.
8）Meyers JE, Meyers KR. In: Rey Complex Figure Test and Recognition Trial Professional Manual. PAR; 1995. p.1–13
9）杉下守弘. 日本版ウエクスラー記憶検査法（WMS-R）. 東京: 日本文化科学社; 2001.
10）石合純夫. 第 6 章　幅広い側面に関わる高次脳機能とその障害 A 注意と注意障害. In: 高次脳機能障害学 第 2 版. 東京: 医歯薬出版; 2012. p.193–7.
11）平山惠造, 田川皓一. III 基本症候と責任病変 A 知能, 記憶, 情動の障害 4 注意障害. In: 脳血管障害と神経心理学 第 2 版. 東京: 医学書院; 2013. p.49–57.
12）徳増慶子, 数井裕光. 精神科臨床評価マニュアル（2016 年版）12. 記憶 4）作動記憶. 臨床神経医学. 2015; 44: 250–5.
13）日本高次脳機能障害学会, Brain Function Test 委員会. Trail Making Test 日本版（TMT-J）. 第 1 版. 日本高次脳機能障害学会, 編. 東京: 新興医学出版; 2019.
14）鹿島晴雄, 半田貴士, 加藤元一郎, 他, 注意障害と前頭葉損傷. 神経進歩. 1986; 30: 847–58.
15）森山　泰, 鹿島晴雄. 統合失調症の認知機能評価 Trail Making Test. Schizophr Front. 2005; 6: 225–8.
16）日本高次脳機能障害学会, Brain Function Test 委員会. 標準注意検査法・標準意欲評価法. 東京: 新興医学出版社; 2006.
17）椿原彰夫, 石井雅之. 13 遂行機能障害. In: 種村　純, 種村留美, 編. リハビリナース, PT, OT, ST のための患者さんの行動から理解する高次脳機能障害. 東京: メディカ出版; 2010. p.164–71.
18）Lezak MD. 鹿島晴雄, 編. レザック神経心理学的検査集成. 2005.
19）石合純夫. 第 6 章　幅広い側面に関わる高次脳機能とその障害 C 遂行機能障害. In: 高次脳機能障害学 第 2 版. 医歯薬出版; 2012. p.220–35.

20）Grant DA, Berg E. A behavioral analysis of degree of reinforcement and ease of shifting to new responses in a Weigl-type card-sorting problem. J Exp Psychol. 1948; 38: 404–11.

21）鹿島晴雄，加藤元一郎．Wisconsin Card Sorting Test（Keio Version）（KWCST）．脳と精神の医学．1995; 6: 209–16.

22）鹿島晴雄，加藤元一郎．慶応版ウィスコンシンカード分類検査．三京房；2013.

23）脳卒中データバンク．ウィスコンシンカードソーティングテスト Ver.2.0 [Internet]. Available from: http://strokedatabank.ncvc.go.jp/archive/

24）斎藤寿昭，加藤元一郎，鹿島晴雄，他．前頭葉損傷と Word Fluency—特に抑制障害との関連について．失語症研究．1992; 12: 223–31.

25）加藤元一郎，鹿島晴雄．前頭葉機能検査と損傷局在．神経心理学．1996; 12: 80–98.

26）鹿島晴雄．BADS 遂行機能障害症候群の行動評価 日本版．東京：新興医学出版社；2003.

〈馬場千夏〉

5-2-3 小児に対する認知機能評価

本項では，小児がんの患者の認知機能障害の評価法を中心に述べる．成人と同様，認知機能には，知能や記憶，注意機能など様々な側面が含まれている．そのため，一人ひとりの子どものもつ特性に応じた介入や対処法を考えるためには，適切な評価を選択し，行えることが必要となる．さらに，検査バッテリーを用いた評価だけではなく，学校や家庭の様子をよく知る，担任の先生や家族に面接を行い，検査場面以外の生活場面での様子を踏まえて介入につなげることが重要である．

成人期のがん患者と大きく異なる点として，小児がんの患者は未だ発達の過程にあるということがあげられる．小児期は，学習や社会経験の構築に重要な時期であり，その時期にがんに罹患し，治療に伴う長期入院を余儀なくされることは，発達過程に経験すべき様々な活動の未経験や学習の機会の減少にもつながる．そのため，小児がんの患者の認知機能評価を行うにあたっては，がんそのものや治療による直接的な影響に加えて，これらの要因も考慮することが必要である．

A. 観察・面接

1. 観察

1）評価の目的と特徴

後述する検査バッテリーを用いた評価では，認知機能の特徴などを客観的に数値化してとらえることが可能で，同年代の子どもとの比較や，経時的な変化などを知る上で重要である．その一方で，評価結果が同じ数値を示しても，検査中の子どもの反応は様々で，数値がその子どもの特性のすべてを反映しているわけではない．検査場面や診療場面で子どもの示した反応は，その後の介入方法や支援を考える上で重要な手掛かりになる．そのため，小児がんの患者の認知機能障害の評価では，がんの種類，治療法，病期なども念頭においた上で，後述する検査バッテリーを用いた客観的評価に加えて，診療中の様子や検査場面での反応などを観察することも重要である．

2）評価内容と使用方法

具体的には，診療中や検査中の様子として，集中力はどうか（ぼーっとしていることはないか，注意散漫になっていないか），教示文や会話などの理解はどうか（文章を言い換える必要はないか），会話の内容を覚えていられるかなど，子どもの反応を観察し，評価を行う．さらに，どの程度の時間であれば注意を持続できるのか，易疲労はないかなど，子どもの反応の時間的な変化についても観察する．

2. 面接

1）評価の目的と特徴

乳児期から学童期に発症した小児がんの患者では，主訴やニーズなど，自身の困っていることを自分の言葉で表現することが難しい場合も多い．そのため，評価や観察に加えて，家庭での様子をよく知る家族や，学校での様子をよく知る担任の先生からの情報収集も重要となる．

2）評価内容と使用方法

小児がんの子どもと医療者との出会いは，入院や治療後など，心身の機能の低下が生じた時期になることがほとんどで，病前の子どもの発達段階や生活背景がわかりにくい場合も多い．そのため面接では，現在の家庭や学校での様子に加えて，病前の生活や学業面の得意不得意，友人や家族との関わりなどを含めて評価することが重要である．

また，適応行動や生活の質を評価することを目的に開発された，いくつかの質問紙や半構造化面接[1-4]の中にも，子どもの認知機能や生活に関連する内容が含まれているものがあるため，本項で紹介した評価と合わせて行うとよい．

B. 知能の評価

1. 日本版 WISC-IV知能検査

1) 評価の目的と特徴

日本版 WISC-Ⅳ知能検査（Wechsler Intelligence Scale for Children-Fourth Edition：ウェクスラー児童用知能検査第4版，以下 WISC-Ⅳ）[1, 2]は，世界的に広く用いられるウェクスラー式知能検査の児童用で，5歳0カ月～16歳11カ月の子どもの認知能力を評価する個別式の検査である．WISC-Ⅳは，WISC-Ⅲ知能検査（Wechsler Intelligence Scale for Children-Third Edition）の改訂版として2010年に発刊され，全般的な知的能力を示す「全検査IQ（Full Scale IQ：FSIQ）」のほか，特定の認知領域の能力を表す4つの指標である，「言語理解指標（Verbal Comprehension Index：VCI）」，「知覚推理指標（Perceptual Reasoning Index：PRI）」，「ワーキングメモリー指標（Working Memory Index：WMI）」，「処理速度指標（Processing Speed Index：PSI）」を含めた5つの合成得点を算出することができるようになった．5つの合成得点は，複数の下位検査から算出され，同年齢の子どもの平均を100としたときの得点で，85～115の範囲に約68%の子どもが位置する．

2) 評価内容と使用方法

WISC-Ⅳは10種類の基本検査（積木模様，類似，数唱，絵の概念，符号，単語，語音整列，行列推理，理解，記号探し）と5種類の補助検査（絵の完成，絵の抹消，知識，算数，語の推理）からなる，15の下位検査で構成され，10種類の基本検査を実施することにより5つの合成得点（全検査IQ，4つの指標得点）が算出でき，子どもの知的発達の特徴を多面的に評価することができる 表1 [3]．

基本検査の所要時間は60～90分程度とされているが，小児がんの患者の場合，易疲労や集中持続困難など，休憩を多く必要とする場合もある．そのため，1回あたりの時間を短くし，複数回に分けて行うなど

表1 WISC-Ⅳにおける4つの指標の測定内容

言語理解指標 (Verbal Comprehension Index：VCI)	推理，理解，概念化などの言語能力
知覚推理指標 (Perceptual Reasoning Index：PRI)	絵や記号などの非言語的情報をもとに推理し，組織的に考える能力
ワーキングメモリー指標 (Working Memory Index：WMI)	聴覚情報を記憶に一時的にとどめ，その情報を操作する能力
処理速度指標 (Processing Speed Index：PSI)	単純な視覚情報を素早く，正確に，順序良く処理，識別する能力や描画処理速度

矢谷令子，監．標準作業療法学 専門分野 作業療法評価学 第3版，医学書院 2017[3]より

の工夫が必要となることもある．また，WISC-Ⅳは，実施，解釈およびアセスメントの手順が複雑であることから，使用者は，標準化された心理検査の実施および解釈の訓練を受け，経験を積む必要がある，とされている．本項では，WISC-Ⅳの評価内容と使用方法について簡単に述べたが，詳しくは日本版WISC-Ⅳ知能検査 実施・採点マニュアル，日本版WISC-Ⅳ知能検査 理論・解釈マニュアルを参照されたい．

2. 日本版WPPSI-Ⅲ知能検査

1）評価の目的と特徴

日本版WPPSI-Ⅲ知能検査（Wechsler Preschool and Primary Scale of Intelligence-Third Edition：ウェクスラー幼児用知能検査第3版，以下WPPSI-Ⅲ）[4, 5]は，WISC-Ⅳと同様，ウェクスラー式の知能検査である．WPPSI-Ⅲは，1969年に発売されたWPPSI知能診断検査の改訂版で，就学前の子どもの能力を適切に評価することを目的に開発され，適用範囲が2歳6カ月～7歳3カ月と拡大された．さらに，この年齢の子どもでは，認知発達の変化が大きいため，適応範囲は2つの年齢幅に分けられ，下位検査の組み合わせが異なる．WPPSI-Ⅲでは，WISC-Ⅳと同様，「全検査IQ」のほか，「言語理解指標」と「知覚推理指標」が算出され，4歳0カ月～7歳3カ月の子どもでは「処理速度指標」を，両年齢幅で「語い総合得点（General Language Composite：GLC)」を算出できる．

2）評価内容と使用方法

WPPSI-Ⅲの下位検査は，基本検査，補助検査，オプション検査の3つの一般的な分類にまとめられる．基本検査は原則的に，全検査IQ，言語理解指標，知覚推理指標を算出するために実施する必要がある．上述の通り，WPPSI-Ⅲの適応範囲は2つの年齢幅に分けられ，2歳6カ月～3歳11カ月の子どもでは言語理解の基本検査2つ，知覚推理の基本検査2つの4つの基本検査が，4歳0カ月～7歳3カ月の子どもでは，言語理解3つ，知覚推理3つ，処理速度1つの合計7つの下位検査が基本検査に含まれる．所要時間は，2歳6カ月～3歳11カ月の子どもで約40分，4歳0カ月～7歳3カ月の子どもでは50～70分とされている．

また，5歳0カ月～7歳3カ月の子どもでは，WISC-Ⅳと適応範囲が重なっているため，その子どもの認知能力などに合わせて，WPPSI-IIIかWISC-IVを選択することができる．認知能力が平均を下回る疑いのある子どもや言語障害のある子ども，言葉の表出に困難のある子どもなどには，適切な臨床的判断のもとWPPSI-IIIを実施することが推奨されている．本項では，WPPSI-Ⅲの評価内容と使用方法について簡単に述べたが，詳しくは日本版WPPSI-Ⅲ知能検査 実施・採点マニュアル，日本版WPPSI-Ⅲ知能検査 理論・解釈マニュアルを参照されたい．

C. 認知機能の評価

1. 日本版KABC-Ⅱ

1）評価の目的と特徴

日本版KABC-Ⅱ（Kaufman Assessment Battery for Children Second Edition，以下KABC-Ⅱ）[1)]は，1983年にカウフマン夫妻によって作られたK-ABCの改訂版で，2004年に米国版が作成されたのを受けて，日本版KABC-Ⅱが標準化された．KABC-Ⅱは，2歳6カ月～18歳11カ月までの子どもと青年のための認知処理能力および習得度を測定する個別式検査で，子どもの知的活動の特徴を「認知処理過程（情報を認知的に処理して新しい課題を解決する際に機能する）」と「習得度（認知処理過程を通してこれまでに子どもが環境から獲得した知識や技能の程度）」から測定する．そのため，認知処理能力に加えて，基礎的学力を測定でき，検査結果を教育的働きかけに結び付けて活用できる．

2）評価内容と使用方法

KABC-Ⅱは，カウフマンモデルに基づき，大きく分けて2つの尺度である「認知尺度」と「習得尺度」で構成される．さらに，認知尺度は「継次尺度：Gms」「同時尺度：Gv」「学習尺度：Gf」「計画尺度：Glr」に，習得尺度は「語彙尺度：Gc」「読み尺度：Grw」「書き尺度：Grw」「算数尺度：Gq」に分けられ，認知尺度は11の下位検査，習得尺度は9つの下位検査から構成される．所要時間は約30～120分程度で，臨床的には1回ですべての検査を行うことが難しい場合も多いが，KABC-Ⅱでは，認知検査もしくは習得検査のいずれかのみを行うことも可能である．就学中の小児がんの患者では，治療やがんそのものの影響に加えて，長期入院に伴う学習の機会の減少など，学習面への影響も生じやすいため，習得検査を行うことで，各検査における相当年齢などを評価し，学習支援につなげることも重要であると考える．

2. 日本版 DN-CAS 認知評価システム

1）評価の目的と特徴

日本版DN-CAS認知評価システム（Das-Naglieri Cognitive Assessment System，以下DN-CAS）[2, 3]は，PASS理論を基礎として，「プランニング（planning：P）」，「注意（attention：A）」，「同時処理（simultaneous：S）」，「継次処理（successive：S）」の4つの認知機能の処理過程（PASS）をとらえる個別式の検査で，適応範囲は5歳0カ月～17歳11カ月である．DN-CASの最大の特徴は，注意とプランニングを評価できること[4]で，時に実行機能として述べられる[5]子どものプランニングや統合のレベルを評価する体系的な方法として利用できる．

表2 PASS 理論における認知機能の処理過程

プランニング (planning：P)	問題解決の方法を決定し，選択し，適用し，評価する心的過程(mental process)．解決策が明らかにならないような問題を解決する手段をもたらす過程
注意 (attention：A)	一定時間提示された競合する刺激に対する反応を抑制する一方で，特定の刺激に対して選択的に注意を向ける心的過程
同時処理 (simultaneous：S)	分割された刺激を単一のまとまりやグループにまとめる心理過程．刺激の部分部分を知覚的あるいは概念的なまとまりとして内的に関連付けようとすること
継次処理 (successive：S)	特定の系列的順序で，鎖のような形態で刺激を統合する心的過程．厳密に規定された順序でそれぞれが後に続いていかなければならない場合に必要となる

日本版 DN-CAS 認知評価システム 理論と解釈のためのハンドブック，2007[3] より

2) 評価内容と使用方法

DN-CAS は「全検査尺度」「PASS 認知処理尺度（PASS 尺度）」「下位検査」の 3 つの水準から構成され，所要時間は約 40 ～ 60 分程度である．全検査尺度は，認知機能全体の指標となる尺度で，平均 100，標準偏差 15 となる基準をもつ．PASS 尺度は，プランニング，注意，同時処理，継次処理の 4 つの認知処理尺度から構成され，全検査尺度と同様，平均 100，標準偏差 15 となる基準をもつ．4 つの尺度は個人の認知機能を反映し，認知処理における特定の強い部分や弱い部分を見出すために用いられる．PASS 理論における 4 つの認知機能の処理過程は 表2 の通りである．

DN-CAS の実施方法には，「標準実施」「簡易実施」の 2 通りのやり方がある．標準実施は 12，簡易実施は 8 つの下位検査からなり，いずれの方法でも PASS 標準得点と全検査標準得点を得ることができる．

D. 記憶の評価

日本における標準化された小児の記憶テストバッテリーはないため，国内および海外において使用されている記憶の検査方法について紹介する．

1. 言語性記憶の評価

1）聴覚言語性学習検査

聴覚言語性学習検査（Rey Auditory Verbal Learning Test, 以下AVLT）は，学習と記憶の関連を評価する目的で開発された聴覚-言語性記憶検査である．紫らは，AVLTを参考に，未就学児に応用可能な聴覚性言語性記憶の検査の小児版を作成した．AVLTと同様，検査には「即時再生」「干渉後再生」「遅延再生」「再認」などが含まれており，「小児版」は，就学前の小児から施行可能で，記憶の様々な側面を測定するのに有効であるとしている[1]．その一方で，現在も単語リストは未公開である．

2）California Verbal Learning Test®-Children's Version

California Verbal Learning Test®-Children's Version（CVLT®-C）[2]は，1994年に発売された言語性学習および言語性記憶を評価する検査である．適応範囲は5歳0カ月～16歳11カ月の小児であるが，日本においては標準化されていない．

3）その他

日本においては，標準化された言語性記憶の評価はないが，DN-CASの下位検査である「単語の記憶」「文の記憶」では言語性の即時記憶を評価しており，子どもの言語性記憶を検討する上で1つの手がかりとなる．

2. 視覚性記憶の評価

1）ベントン視覚記銘検査

ベントン視覚記銘検査（Benton Visual Retention Test, 以下BVRT）[3]は，高次脳機能障害のスクリーニングとしても用いられる視覚性記憶の検査である．10枚の図版を用いて検査を行い，施行方式は

「施行 A：10 秒提示即時再生」「施行 B：5 秒提示即時再生」「施行 C：模写」「施行 D：10 秒提示 15 秒後再生」の 4 種類ある．同質の図版セットが 3 種類あるため，学習効果を避けて再検査を行うことが可能である．適用範囲は 8 歳～成人で，検査時間は約 5 分である．

2）Rey（-Osterrieth）の複雑図形検査

Rey（-Osterrieth）複雑図形検査（Rey-Osterrieth Complex Figure Test，以下 RCFT）[4] は，視空間認知および視覚性記憶の評価法である．一般的には，Osterrieth の 36 点得点法で「模写」「遅延再生（3 分後もしくは 30 分後）」の結果を量的に評価することが多いが，描画方略や構成アプローチを考慮した RCFT の質的な評価方法として，Boston Qualitative Scoring System（以下，BQSS）[5] もあり，国内では 6 ～ 16 歳の標準値[6] がある．さらに，海外では，Rey Complex Figure Test and Recognition Trial[7] が標準化されており，6 歳 0 カ月～ 89 歳 11 カ月の小児・成人の「Copy trial：模写」「Immediate recall trial：3 分後再生」「Delayed recall trial：30 分後再生」「Recognition trial：再認」の評価が可能である．

3）その他

日本においては，標準化された視覚性記憶の評価はないが，DN-CAS の下位検査である「図形の記憶」では視覚性の即時記憶を評価しており，子どもの視覚性記憶を検討する上で 1 つの手がかりとなる．

3. 包括的な記憶の評価

1）Children's Memory Scale®

Children' s Memory Scale®（以下 CMS）[8] は，5 歳 0 カ月～ 16 歳 11 カ月の子どもの「Attention and working memory」「Verbal and visual memory」「Short- and long-delay memory」「Recall and recognition」「Learning characteristics」など，様々な記憶の側面を評価できる包括的な記憶検査バッテリーである．日本における標準値は

ない．

2) Rivermead Behavioural Memory Test for Children

Rivermead Behavioural Memory Test for Children（以下 RBMT-C）[9] は，日常生活に近い場面を想定した子どもの記憶の問題を評価できる検査バッテリーで，適応範囲は 5 歳 0 カ月～ 10 歳 11 カ月である．日本では，日本版リバーミード行動記憶検査が成人で適応されるが，RBMT-C は日本における標準値はない．

E. 注意とワーキングメモリーの評価

注意（attention）は，対象の認知，言語，記憶，思考をはじめとする高次脳機能を有効に働かせるために不可欠な神経機能で，ワーキングメモリーとは，論理的思考，理解，学習といった複雑な課題を遂行する際に物事を心的過程にとどめておくために必要とされるシステムである[1]．成人では，注意機能の包括的な評価として，標準注意検査法・標準意欲評価法[2] があるが，国内では小児の注意機能やワーキングメモリーを包括的に評価する検査バッテリーはない．WISC-Ⅳ「数唱」「語音整列」，KABC-Ⅱ「数唱」「語の配列」などの検査バッテリーの下位検査から聴覚性や視覚性のワーキングメモリーを評価し，支援にあたる必要がある．

F. 視知覚・視覚認知の評価

1. 日本版フロスティッグ視知覚発達検査

1）評価の目的と特徴

日本版フロスティッグ視知覚発達検査（Developmental Test of Visual Perception Consulting，以下 DTVP）[1] は，子どもの視知覚の障害を早期に発見し，適切な支援を行うことを目的に開発された検査である．1963 年にアメリカで標準化され，日本では 1977 年に再標準化され，4 歳 0 カ月～ 7 歳 11 カ月の子どもを対象としている．

2）評価内容と使用方法

DTVP は5つの視知覚の技能を測定する検査で，「視覚と運動の協応」「図形と素地」「形の恒常性」「空間における位置」「空間関係」が含まれる．鉛筆を用いて線を引く，線をなぞるなどの課題が含まれているため，子どもの運動能力が結果に及ぼす影響を考慮する必要がある．

なお，日本では標準化されていないが，DTVP の改訂版である DTVP-2 においては，視覚-運動統合（visual-motor integration）と運動の影響を最小限にした視知覚（motor-reduced visual perception）に分けてスコアが算出できる[2)]．

2. WAVES

1）評価の目的と特徴

Wide-range Assessment of Vision-related Essential Skills（以下 WAVES）[2, 3)] は，「見え」の困難さが疑われる子ども（小学生）の視覚関連スキルを評価する検査で，2014 年に日本で標準化された．WAVES では，「見る力」の基礎となる3つの能力を視覚関連スキルとし，視覚関連スキルには，①情報を取り込むための目の機能（眼球運動），②視覚情報を理解する機能（視覚性注意，空間知覚・認知，形態知覚・認知，視覚性記憶），③ほかの感覚機能や運動機能との連動（目と手の協応，図形構成）の3つが含まれる．

2）評価内容と使用方法

WAVES は，9種類の基本検査（線なぞり，形なぞり，数字みくらべ，形あわせ，形さがし，形づくり，形みきわめ，形おぼえ，形うつし）と4種類の補助検査（大きさ，長さ，位置，傾き）から構成され，所要時間は基本検査で約 60 ～ 70 分程度である．下位検査の評価点から，「視知覚」「視知覚・目と手の協応　総合」「目と手の協応（全般）」「目と手の協応（正確性）」の4種類の指数が算出され，子どもの弱いスキルに応じて，教材セットのトレーニングドリルを用いることもできる．

■文献

A. 観察・面接

1）上野一彦, 名越斉子, 旭出学園教育研究所（編）. S-M 社会生活能力検査　第 3 版. 東京: 日本文化科学社; 2016.

2）旭出学園教育研究所（著）, 肥田野直（監）. ASA　旭出式社会適応スキル検査. 東京: 日本文化科学社; 2012.

3）Kobayashi K, Kamibeppu K. Measuring quality of life in Japanese children: Development of the Japanese version of PedsQL™. Pediatrics International. 2010; 52: 80–8.

4）Sparrow SS, Cicchetti DV, Balla DA（著）, 辻井正次, 村上 隆（監）. 日本版 Vineland-II 適応行動尺度　マニュアル. 東京: 日本文化科学社; 2014.

B. 知能の評価

1）David Wechsler（著）, 日本版 WISC- IV刊行委員会（訳編）. 日本版 WISC- IV知能検査　実施・採点マニュアル. 東京: 日本文化科学社; 2011.

2）David Wechsler（著）, 日本版 WISC- IV刊行委員会（訳編）. 日本版 WISC- IV知能検査　理論・解釈マニュアル. 東京: 日本文化科学社; 2011.

3）矢谷令子（監）, 能登真一（他編）: 標準作業療法　専門分野　作業療法評価学. 第 3 版. 東京: 医学書院; 2017. p.579–86.

4）David Wechsler（著）, 日本版 WPPSI- III刊行委員会（訳編）. 日本版 WPPSI- III知能検査　実施・採点マニュアル. 東京: 日本文化科学社; 2017.

5）David Wechsler（著）, 日本版 WPPSI- III刊行委員会（訳編）. 日本版 WPPSI- III知能検査　理論・解釈マニュアル. 東京: 日本文化科学社; 2017.

C. 認知機能の評価

1）Alan S. Kaufman, Nadeen L. Kaufman（著）, 日本版 KABC- II 刊行委員会（訳編）. 日本版 KABC- II　マニュアル. 東京: 丸善出版; 2013.

2）Jack A. Naglieri, J. P. Das（著）, 前川久男（他編）. 日本版 DN-CAS 認知評価システム　実施・採点マニュアル. 東京: 日本文化科学社; 2007.

3）Jack A. Naglieri, J. P. Das（著）, 前川久男（他編）. 日本版 DN-CAS 認知評価システム　理論と解釈のためのハンドブック. 東京: 日本文化科学社; 2007.

4）前川久男. Vygotsky・Luria から PASS 理論と DN-CAS へ: 理論から実践（評価・指導）へ. LD 研究. 2012; 21: 57–9.

5）Weyandt LL, Willis WG. Executive functions in school-aged children: Potential efficacy of tasks in discriminating clinical groups. Developmental Neuropsychology. 1994; 10: 27–38.

D. 記憶の評価

1）紫　玲子, 小林範子, 石田宏代, 他. 未就学児における聴覚性言語性記憶の発達についての検討－ Rey's Auditory Verbal Learning Test「小児版」作成にむけて－, 高次脳機能研究. 2006; 26: 385–96.

2) Delis DC, Kramer JH, Kaplan E, et al. California Verbal Learning Test®–Children's Version (CVLT®–C). PEARSON; 1994.

3) Benton AL, 高橋剛夫（訳). ベントン視覚記銘検査　使用手引（新訂版). 京都: 三京房; 1966.

4) Leak MD. Neuropsychological assessment, 3rd ed. NewYork: Oxford University Press; 1995. p.475–80, 569–78.

5) Stern RA, Singer EA, Duke LM, et al. The Boston Qualitative Scoring System for the Rey–Osterrieth Complex Figure: description and interrater reliability. Clin Neruropsychol. 1994; 8: 309–22.

6) Nakano K, Ogino T, Watanabe K, et al. A developmental study of scores of the Boston Qualitative Scoring System. Brain Dev. 2006; 28: 641–8.

7) Meyers JE, Meyers PD, Meyers KR. Rey Complex Figure Test and Recognition Trial. Florida: PAR, Inc; 1995.

8) Cohen MJ. Children's Memory Scale®. New York: Multi–Health Systems; 1997.

9) Wilson BA, Aldrich F, Ivani–Chalian R. Rivermead Behavioural Memory Test for Children. PEARSON; 1991.

E. 注意とワーキングメモリーの評価

1) 石合純夫. 高次脳機能障害学　第 2 版. 東京: 医歯薬出版; 2012. p.193–197, 199.

2) 日本高次脳機能障害学会　Brain Function Test 委員会. 日本高次脳機能障害学会　編. 標準注意機能検査法・標準意欲評価法. 東京: 新興医学出版社; 2006.

F. 視知覚・視覚認知の評価

1) 飯鉢和子, 鈴木陽子, 茂木茂八. 日本版フロスティッグ視知覚発達検査　実施要領と採点法手引〈尺度修正版〉. 東京: 日本文化科学社; 1979.

2) 矢谷令子（監), 能登真一（他編). 標準作業療法　専門分野　作業療法評価学. 第 3 版. 東京: 医学書院; 2017. p.576–8.

3) 竹田契一(監), 奥村智人, 三浦朋子.『見る力』を育てるビジョン・アセスメント「WAVES」ガイドブック. Gakken; 2014.

〈田畑阿美〉

6章

●

介入法

（主に，ケモブレインを中心に）

6章 介入法（主に，ケモブレインを中心に）

6-1 がん患者の認知機能障害に対する薬物療法

はじめに

現状として，2020 年 2 月の臨床現場ではがん患者の認知機能障害の予防もしくは治療を目的として積極的な薬物療法は行われていない．しかし人口の超高齢化に加えてがん医療の革新的な向上によりがんサバイバーは確実に増加し，治療中および治療後の認知機能障害に対する介入法として薬物療法の開発に注目が集まっている．

本項では，期待を込めて臨床試験で有効性が示される最新の知見を紹介するとともに，我々臨床医が手にする薬剤の中で患者のために現実的に選択可能な手段を提案し，日常診療の一助となることを目指す．

1. 認知症治療薬

がん患者では共通して『遂行機能』『記憶』『精神運動速度』『注意』が障害されやすい[1)]．これらに対し有効性が実証されてきた薬剤の代表は，「認知症治療薬」「中枢神経刺激薬」「骨髄機能補助薬」だが，改善が期待される症状は異なる 表1 ．例えば，『記憶』障害には認知症治療薬による効果が期待できそうだ．

ドネペジルは認知症治療を想定して開発されたが，がん治療に伴う認知機能障害では比較的若年においても記憶障害に対する効果が示されている．乳がんサバイバー（化学療法後）の認知機能障害の改善に対する有効性を検証した二重盲検化比較試験[2)]では，1 群 31 名（平均: 55.8 歳）を対象にプラセボと効果を比較され，治療開始 24 週間後に記憶の改善が確認されている．この際の用量は 5mg/ 日から開始され副作用がなければ 10mg/ 日に増量されていた．臨床試験はアメリカで実施されたが，

JCOPY 498-22922

表1 臨床での効果が期待されるがん治療に伴う認知機能障害の薬物療法

	薬剤の種類	予防	治療	標的がん種	根拠*1	有効性が期待できる状態	改善する認知機能
認知症治療薬	ドネペジル	−	○	脳・全身	DB-RCT	−	記憶
	メマンチン	○	−	脳	DB-RCT	−	認知機能全般・記憶・言語表出・遂行機能
中枢神経刺激薬	メチルフェニデート	−	○	脳・全身	DB-RCT	−	注意・処理速度・遂行機能・認識柔軟性・多動性・社会機能
	モダフィニル	−	○	脳・全身	RCT	−	注意・処理速度・遂行機能・記憶の質
骨髄機能補助薬	エリスロポエチン	○	−	全身	Open label-single arm	貧血	認知機能全般（?）*2
	成長ホルモン	−	○	全身	Open label-single arm	骨塩低下または IGF-1 低下	注意・視空間認知ただし言語記憶が悪化

DB-RCT：double blind randomised controlled trial,
IGF-1：insulin like growth hormone-1
*1：有効性が認められた臨床試験の中で最も質が高い研究デザイン
*2：より質が高い研究により，有効性が否定されている

日本で使用されるドネペジルの用量から逸脱しておらず，副作用頻度が上昇しなかったことからも本邦の臨床に適用できる可能性がある．

またドネペジル同様に認知症治療で用いられるメマンチンにおいて，がん患者の認知機能障害に対する予防効果が実証されている[3)]．本研究は化学療法後の認知機能障害に対する研究とは異なり，脳転移がある患者の全脳照射による認知機能低下を予防する方法の開発を目的に，メマンチンの有効性を検討している．具体的には照射実施前 3 日以内に予防内服を開始した結果，プラセボと比較して照射 24 週間後の認知機能の低下発生頻度を抑え，近似記憶と関連する『遅延再認』に加え，『遂行機能』『処理速度』の障害発生頻度が低かった．被験者は若年を多く含み（中央値: 60 歳），年齢が若くても効果を期待できそうだ．さらにメマンチンの効果予測マーカーとして MRI 画像の有効性が示され[4)]，メマンチンはがん患者の認知機能障害を改善する期待の介入法となって

6章 介入法（主に，ケモブレインを中心に）

おり，複数の臨床試験が実施されている[1]．メマンチンの予防効果を実証した二重盲検化比較試験では，メマンチンを 5mg/ 日から開始，週単位で 20mg/ 日まで腎機能に配慮しつつ増量しており，本邦での使用方法に準じている．全脳照射前に記憶力低下を不安に思う患者は多く，遠くない未来にメマンチンの予防投与が標準的予防法になるかもしれない．

2. 中枢神経刺激薬

本邦の臨床現場では『記憶』障害を標的とした認知症薬に比較して，中枢神経刺激薬を処方可能な対象患者は限定されるが，がん患者の認知機能障害に対する薬物療法として中枢神経刺激薬が数多く検討されており，その一部を紹介する．

がんサバイバーの中でも小児がんサバイバーの認知機能の低下は学力低下と関連しサバイバーシップにおける大きな問題だが，メチルフェニデートは小児がんサバイバーの認知機能障害，特に『注意』障害を改善することで，これらの問題の解決方法として期待されている．メチルフェニデートは元来，注意欠陥多動性障害（ADHD）に用いられる薬剤だが，複数の研究で検討された結果，小児がんでは白血病と脳腫瘍の両方を含む集団で『注意』や『処理速度』とともに，『社会機能』が改善することが示されており，サバイバーシップの向上に寄与する可能性がある[1, 5]．しかし，その一方で成人を対象に実施されたメチルフェニデートの予防と治療効果を検討した二重盲検化比較試験は両方ともに有効性を示さず，メチルフェニデートの有効性は小児に限られる可能性がある[6, 7]（ただし単一被験者試験では成人での治療有効性を示す研究がある）．

モダフィニルの中枢神経刺激作用は睡眠覚醒リズムを介するものであり，メチルフェニデートによる刺激作用に比べて副作用が少ないことが利点としてあげられる．日本ではナルコレプシーと閉塞性睡眠時無呼吸症候群の日中の過度の眠気に対して用いられている．主に小児で用いられるメチルフェニデートと異なり，成人に対する有効性が臨床試験によって示されている．その効果の内容はメチルフェニデートと類似し，主に『注意』を中心に『処理速度』『遂行機能』が改善する可能性が期待される[1)].

3. 骨髄機能補助薬

化学療法後の認知機能障害に対するエリスロポエチンの予防効果は複数の研究で検討されているが，その一部で有効性が報告されている．特に貧血改善を介した認知機能障害の予防効果が期待されたが，より質の高い研究によって有効性は否定されており，今後の再試験が望まれている[1)]．また骨塩やインスリン様成長因子-1が低下した小児がんサバイバー（20代）を対象とした研究では，成長ホルモンにより注意障害や視空間認知障害の改善効果が認められたが，一方で言語記憶の悪化が確認され，使用には十分な注意を要する[5)].

4. その他の薬剤

他にも複数の薬剤の臨床試験が進んでいる 表2 ．例えばメトトレキサートによるミクログリアを介した認知機能障害が注目を集めた[8)]が，これに対しオメガ3脂肪酸はミクログリア活性および神経炎症の抑制を介した治療効果が期待されている[9)]．同様にミクログリア活性を抑えるミノサイクリンにも有効性が期待できるかもしれない．他にも非ステロイド系消炎鎮痛薬のイブプロフェン，糖尿病薬のピオグリタゾン，アンジオテンシン変換酵素阻害薬のラミプリルによる抗炎症作用や，精神

表2 臨床試験中のがん治療に伴う認知機能障害の薬物療法

機序	薬剤の種類	標的がん種
神経炎症抑制	オメガ3脂肪酸	全身
抗炎症	イブプロフェン	全身
	ピオグリタゾン	脳
	ラミプリル	脳
海馬保護	リチウム	脳

科で馴染み深いリチウムの海馬での神経保護作用が認知機能障害に対して有効性が期待されている．

おわりに

がん患者の認知機能障害に対して保険適用のある薬剤は存在しないが，他の疾患や状態の併存によって使用可能な薬剤がある．例えば『記憶』障害が顕著な初老期の患者に対し，アルツハイマー病の可能性を念頭におきながらドネペジルを使用することは十分に許容されるし，小児がんサバイバーで『注意』障害が顕著な場合に，注意欠陥多動性障害との鑑別は重要なものの，その症状改善を通して社会生活が改善されるのであればメチルフェニデートの使用は検討されるべきだろう．また効果について結論が出ていないものの，貧血や炎症，糖尿病，高血圧を合併している場合のがん患者の認知機能障害に対してエリスロポエチンやイブプロフェン，ピオグリタゾン，ラミプリルといった一般的な薬剤により二次的に認知機能障害を改善できる可能性は，臨床医にとって診療の幅を広げるものと信ずる．

■文献

1）Karschnia P, Parsons MW, Dietrich J. Pharmacologic management of cognitive impairment induced by cancer therapy. Lancet Oncol. 2019; 20: e92–102.

2）Lawrence JA, Griffin L, Balcueva EP, et al. A study of donepezil in female breast cancer survivors with self-reported cognitive dysfunction 1 to 5 years following adjuvant chemotherapy. J Cancer Surviv. 2016; 10: 176–84.

3）Brown PD, Pugh S, Laack NN, et al. Memantine for the prevention of cognitive dysfunction in patients receiving whole-brain radiotherapy: a randomized, double-blind, placebo-controlled trial. Neuro Oncol. 2013; 15: 1429–37.

4）Wong P, Leppert IR, Roberge D, et al. A pilot study using dynamic contrast enhanced-MRI as a response biomarker of the radioprotective effect of memantine in patients receiving whole brain radiotherapy. Oncotarget. 2016; 7: 50986–96.

5）Castellino SM, Ullrich NJ, Whelen MJ, et al. Developing interventions for cancer-related cognitive dysfunction in childhood cancer survivors. J Natl Cancer Inst. 2014; 106: dju 186.

6）Lower EE, Fleishman S, Cooper A, et al. Efficacy of dexmethylphenidate for the treatment of fatigue after cancer chemotherapy: a randomized clinical trial. J Pain Symptom Manage. 2009; 38: 650–62.

7）Mar Fan HG, Clemons M, Xu W, et al. A randomised, placebo-controlled, double-blind trial of the effects of d-methylphenidate on fatigue and cognitive dysfunction in women undergoing adjuvant chemotherapy for breast cancer. Support Care Cancer. 2008; 16: 577-83.

8) Gibson EM, Nagaraja S, Ocampo A, et al. Methotrexate chemotherapy induces persistent tri-glial dysregulation that underlies chemotherapy-related cognitive impairment. Cell. 2019; 176: 43-55.e13.

9) Orchard TS, Gaudier-Diaz MM, Weinhold KR, et al. Clearing the fog: a review of the effects of dietary omega-3 fatty acids and added sugars on chemotherapy-induced cognitive deficits. Breast Cancer Res Treat. 2017; 161: 391-8.

〈貞廣良一〉

6-2 非薬物療法

認知機能障害の問題に対する対処方法として，自分で症状をコントロールすることが基本である成人や高齢者を対象とした場合と，周囲のサポートが対応の中心となる小児期を対象とした場合で，その内容や研究報告にも違いがあるため，ここではその２つの対象に分けて説明を行う．

6-2-1 成人や高齢者を対象とした非薬物療法

成人や高齢者を対象とした非薬物療法の方略として，1）患者教育，2）認知トレーニング，3）代償的方法，4）ストレスマネジメントの４つに分けて以下に説明をする．

1. 患者教育

がんに伴う認知機能障害に関する認識は患者自身も乏しいことが多い．そのため，患者教育が重要である．認知機能障害の特徴と日常で生じる可能性のある具体的な問題について丁寧に説明することがまず大切である．次に，患者自身による機能の自己モニターを推奨し，何らかの障害に気づいた時のために，事前に対処方法（3．代償的方法参照）を助言しておく．そして，実際に必要となった場合には，その方法を生活に適応させることが一つの方法となる[1)]．

2. 認知トレーニング

認知トレーニングは認知機能の低下に対して，認知機能を高めるような直接的なトレーニングをし，低下した認知機能を元に近づけるあるいは低下を予防するような方法である．近年，認知機能を高めるトレーニングの効果の実証研究が進んでおり，注意・実行機能・記憶をターゲットにした教育，自宅でのトレーニングを含めた集団介入[2)]，コンピュータを用いた訓練[3)]，インターネットを用いた実行機能訓練[4)]や認知機能訓練[5)]が行われている．それぞれの介入で，効果が示されており，主観的認知機能障害[2-5)]や処理速度[3, 4)]，記憶（遅延再生）[2, 3)]，言語的流暢性[4)]，認知的柔軟性[4)]の改善を認めている．これらの報告から継続的な認知トレーニングの一定の効果が示されている．これらの研究報告の対象者は乳がん患者で，平均年齢は50歳代前後の女性を中心であるため，その他の対象については十分な報告がないのが現状である．

3. 代償的方法

代償的方法は，問題となっている行為に対して，やり方を変えたり，道具を活用したりするような行動修正の戦略である．例えば，沢山のことを一度に行わず1つのことだけを繰り返したり，忘れないようにメモを取ったりする方法である．これらもいくつかに分けると，①行動戦

表1 認知機能障害に対する代償的方法（文献[6-10)]より作成）

① 行動戦略	② 物的手段	③ 環境戦略
・同時に複数のことをせず，一つのことだけ行う． ・スケジュールや工程を変化させず，ルーチン化する． ・ダブルチェックする． ・急いで物事に取り組まない． ・同じ場所に物を置く． ・工程を簡単にする．	・メモを活用する． ・アラームを活用する． ・やることリストを作る．	・周囲の人に状況を話し理解してもらう． ・仕事の負荷量を減らしてもらう．

略，②物的手段，③環境戦略に分けられる．表1 にそれらの方法についてまとめて示す．

4. ストレスマネジメント

ストレスマネジメントは認知機能の低下やそれによって生じる生活上の問題からのストレスを軽減する方略である．ストレスの軽減の方法としては誰かと話をすること，数独やパズルなど他に集中できることをしたり，運動やリラックスをして過ごすことが報告されている[10)]．

■文献

1) Ferguson RJ, McDonald BC, Rocque MA, et al. Development of CBT for chemotherapy-related cognitive change: results of a waitlist control trail. Psycho-Oncology. 2012; 21: 176-86.

2) Ercoli LM, Petersen AM, Hunter SA, et al. Cognitive rehabilitation group intervention for breast cancer survivors: results of a randomized clinical trial. Psycho-Oncology. 2015; 24: 1360-7.

3) Von Ah D, Carpenter JS, Saykin A, et al. Advanced cognitive training for breast cancer survivors: a randomized controlled trial. Breast Cancer Res Treat. 2012; 135: 799-809.

4) Kesler S, Hosseini SMH, Heckler C, et al. Cognitive training for improving executive function in chemotherapy-treated breast cancer survivors. Clin Breast Cancer. 2013; 13: 299-306.

5) Bray VJ, Dhillon M, Bell ML, et al. Evaluation of a web-based cognitive rehabilitation program in cancer survivors reporting cognitive symptoms after chemotherapy. J Clin Oncol. 2017; 10: 217-25.

6) Fitch MI, Armstrong J, Suzanne T. Patients' experiences with cognitive changes after chemotherapy. Can Oncol Nurs J. 2008; 18: 180-92.

7) Boykoff N, Moieni M, Subramaian SK. Confronting chemobrain: an in-depth look at survivors' reports of impact on work, social networks, and health care response. J Cancer Surviv. 2008; 3: 223-32.

8) Player L, Mackenzie L, Willis K, et al. Women's experiences of cognitive changes or 'chemobrain' following treatment for breast cancer: A role for occupational therapy? Australian Occupational Therapy Journal. 2014; 61: 230-40.

9) Cherrier MM, Anderson K, David C, et al. A randomized trial of cognitive rehabilitation in cancer survivors: A preliminary study. Life Sci. 2013; 93: 11.

10) Von Ah D, Storey S, Jansen CE, et al. Coping strategies and interventions for cognitive changes in patients with cancer. Semin Oncol Nurs. 2013; 29: 288-99.

〈小川真寛〉

6-2-2 小児を対象とした非薬物療法

現在，小児がん患者の診療や支援において，前章で述べたような，注意機能や処理速度の低下，記憶力や集中力の低下などの認知機能障害を『ケモブレイン』という用語を用いて表現することはほとんどなく，『晩期合併症』として表現されている．その理由として，①小児がんの治療では，化学療法単独での治療は少なく，放射線療法を併用する場合が多いため，放射線治療後の認知機能障害がより重篤であること，②小児がん患者は，脳を含めた心身の発達の過程にあり，治療前の認知機能との比較よりも，その子どもの成長発達への影響を考慮する必要があること[1)]，などがあげられる．そのため本項では，ケモブレインという用語はあえて使わず，これらの症状に対する支援方法を述べる．

小児がんの患者を対象とした非薬物療法を，1）患者本人への介入，2）家族への情報提供・指導，3）教育機関への情報提供・指導，の大きく3つに分けて症例を通して説明する．

▶症　例

中学1年生の男児

5歳で急性リンパ性白血病（acute lymphoblastic leukemia：ALL）と診断され，標準的治療である寛解導入療法後に，造血幹細胞移植を含めた治療が行われた．再発なく経過していたが，数年前から特に学業面や生活面の問題がみられはじめた．具体的には，まじめに授業を受けたいと思っていても，授業に集中できず，板書も間に合わないためぼーっとしているように見え，学校の担任からは「怠けている」と注意を受けるようになった．また自宅でも，言われたことを忘れてしまい，両親からそのことを注意され，喧嘩が増えていた．患者会に参加した際に，はじめて治療後の認知機能障害を知り，病院を受診した．

1. 患者本人への介入　－認知機能障害に気付く・評価する－

認知機能評価として，WISC-Ⅳを施行したところ，全検査IQは平均下で明らかな低下を認めなかったが，ワーキングメモリーと処理速度の低下を認めた．検査中の様子からは，課題の後半になると疲れてしまい，特にスピードを要求される課題では，書き間違いなども多くなる傾向にあった．また，言語性課題では，問題文の聞き直しが多く，複数回の説明が必要なこともあった．これらのことから，検査結果に基づく，ワーキングメモリーと処理速度の低下に加えて，易疲労や注意の持続性の低下，聴覚的把持力の低下が疑われ，これらも授業中の様子に影響していると考えられた．

2. 家族への情報提供・指導　－支援する－

認知機能評価や観察の結果をもとに，家族にフィードバック（情報提供）を行い，具体的な生活上の工夫について説明（指導）を行った．具体的には，① 一度に複数のことを伝えずに，1つ1つ伝えること，② 長文ではなく，簡潔な文章で伝えること，③ メモなどを活用すること，などワーキングメモリーや聴覚性記憶に配慮した支援方法を説明した．その結果，家族からは「原因がわからず，子どもを責めてしまっていました．原因がわかってよかったです」と，症状に対する家族の理解も深まった．

3. 教育機関への情報提供・指導　－支援する－

本人・家族と相談し，教育機関に対しても，結果を説明することになった．本人，家族，担任の先生，医療者で面談の機会を設け，がんの治療後に認知機能障害が生じることがあること，怠けているわけではなく症状の1つであることなどを含めて，検査結果に基づく説明と，支援方法について説明をした．具体的には，① 注意の持続性の低下に対する支援として，集中できなくなったら一度トイレに行くなど，短時間の休憩を入れて集中できるようにする，② 聞き逃しや板書速度の問題などへの支援として，授業内容の半分はプリントを配布するなど，課題量の調整を行う，③ 環境調整として，集中しやすい環境（例えば，一番前の端の席にする）などの支援方法や合理的配慮について説明を行い，適切な支援のもと，中学生活を送ることができた．

■文献

1) 日本小児血液・がん学会　厚生労働省委託事業小児・AYA 世代のがんの長期フォローアップ体制整備事業
https://jspho.jp/lifetime-care-and-support/question_answer/2（2020 年 1 月 21 日アクセス）

〈田畑阿美〉

7章

今後の展望

最後に，CRCI，特にケモブレインについての今後の展望，あるいは取り組むべき課題について考えたい．

1. 概念，診断基準の整備

まず初めに，現在のところケモブレインについて臨床的概念，特に診断基準の整備が十分なされていないことがあげられる．そのため，認知機能障害に気づいたとしても，その次のステップとしてケモブレインについて積極的に検討していく方法がない．実際，ケモブレインの認知機能障害は，非健忘症状を主体とした前頭葉機能への影響が前面に出ることが多く，第３章で取り上げた多くの疾患や病態と症状が重なる部分が多い．したがって，認知機能障害の特徴のみでケモブレインの積極的な診断を行うことは困難であり，他の疾患や影響因子を除外することによる診断（除外診断）になると考えられる．そのため，化学療法の受療状況や受療経験の確認とともに，認知機能に影響を及ぼす他の疾患（第３章）や病態の併存 図1 を丁寧に検討する“鑑別”のステップが最も重要になると考えられる．筆者の外来ではこの点を重視し，患者の認知面での主観的な症状の確認とともに，他の要因の影響の確認も含めた問診票（8章付録）を作成し，診察前に記入していただくことをお願いしている．この問診票を基に診察を進めると，確認すべき項目が整理され，診察もスムーズに行うことができる．実際には，認知機能に影響を及ぼ

図1 がん医療における様々な認知機能への影響要因

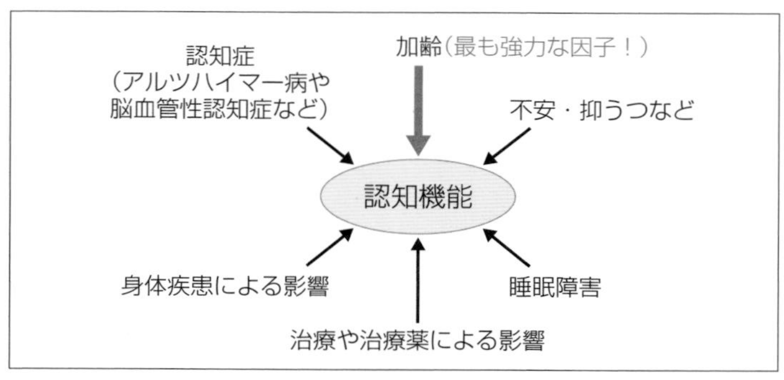

す要因が重複していることも多く，複数の要因が同定されることもある．その場合，介入可能な要因へのアプローチをまず始めることで，複数の要因の重複や蓄積による認知機能への影響を少しでも減らし，認知機能障害の改善や軽減を目指すことができる．

2. 簡易なスクリーニング法の開発

がんなどの身体疾患に伴う認知機能障害の存在は，日常生活，社会復帰への影響のみならず，治療アドヒアランスの低下による生命予後にまで影響を及ぼすなど，心理面においても身体面においても様々な負の影響につながることをこれまで述べてきた．しかしながら，これら諸々の問題に認知機能障害が関係していることについては，患者にも医療者にもあまり意識されていない現状がある．患者の立場から考えると，がんの脅威に立ち向かうことにほとんどの注意が向けられ，がん治療に付加的に生じうる精神，認知などへの影響に関心を向ける余裕がなく，その影響に対する評価や支援には負担感さえ感じることも自然なことといえる．一方で，医療の進歩により今後ますますサバイバーが増えることが予想される中，様々な活動の根底を支える認知機能の重要性もこれまで以上に注目すべき課題と考える．したがって自身の認知機能の状態を把握しておくことは，患者にも医療者にも大切になっていくのではないだろうか．そのためには，認知機能評価の心理的バリアを下げる工夫とともに，評価される負担感を軽減したスクリーニング法の開発が必要と考えられる．

認知機能評価を受ける側の負担感の要因としては，検査者－被検者の対面式評価による心理的プレッシャー（検査者からの被評価感など），検査にかかる所要時間などが考えられる．そのためこのような心理的－時間的負担感を減らし，さらには有効性の高い認知機能評価法の開発が重要である．これまでに様々な認知機能評価ツールが開発されているが，その多くが認知症を対象とした健忘症状を中心に評価するものである．しかし，がんをはじめとする身体症状に伴う認知機能障害については，非健忘症状，特に，前頭葉機能の評価を含めての評価法が必要となる．

筆者らは，注意機能，計画力，ワーキングメモリーなどの評価項目を含み，患者が一人でも取り組むことができ，短時間で実施できる評価法について現在検討を始めている．

3. 医療者および患者，家族への啓発

既に述べてきていることであるが，がん医療における認知機能障害，特にケモブレインについての認知度はいまだにごく一部の専門職に限られている．患者とその家族のみならず，医療者への啓発は今後も続けていく必要がある．

また，臨床的に認知機能を評価するには，本来基準値からの比較ではなく，患者自身の病前水準からの変化を検討することが大切である．そのためには，がん治療開始前に，身体的評価と同じように可能であれば，認知機能についても評価しておくことが理想である．認知機能評価に対する一般的な心理的抵抗感を減らすためには，認知機能が，患者自身の療養，日常，社会生活などの各場面において重要な役割をはたしていることをまず理解してもらう必要がある．そして，今の自身の認知機能の状態を理解しておくことは，今後の療養生活やサポートを受ける上で大切な情報となるなど，患者自身のメリットとなることを理解してもらえるような啓発を行っていくことが大切だと考える．認知機能評価が，“評価される感覚”というややネガティブなイメージから，他のバイタルサイトと同様に，“自分の今の状態を把握しておく”というポジティブで自然なイメージに変化していければ，臨床的にも患者のメリットとなることが大きいと考えられる．

4. 相談体制の整備

啓発が進んでも，問題について相談できる窓口がなければ，患者・家族の心配や不安は続き，苦悩の軽減にはつながらない．そのため相談窓口の整備が必要である．患者・家族が，がん治療医や担当看護師に直接

相談ができることが理想ではあるが，多忙ながん治療医やスタッフでは時間的制約も大きい．したがって，がん相談支援室や医療ソーシャルワーカーなど，幅広い職種が相談のきっかけとなる入り口となれること，そしてそこから，精神腫瘍医，精神科医，心療内科医などの専門職への相談につなげる体制を構築することが必要である．

5. 対応やケアの開発

認知機能評価や心理的サポートを専門領域とする精神科，診療内科のような医療者であっても，明確な対応策やケアの方法が確立されていない現状にあっては，対応についていまだ手探り状態である．今後，薬物療法については，既存の薬剤の応用も含めて，症状改善に役立つ薬剤の探索や開発が望まれる．一方，非薬物療法的としての工夫やリハビリテーションなどの開発も重要である．リハビリテーションは，導入後速やかにその結果が得られるものではなく，一定期間の継続によりその効果が現れるものであるため，患者が効果を実感でき，継続のモチベーションを維持できるような働きかけが非常に重要である．そのためには，リハビリテーションの中断に関連する物理的，時間的，心理的要因を減らしつつ，効果をもたらすプログラムの開発が望まれる．一方，患者の動機づけにはプログラム開発だけでは不十分である．患者のリハビリテーションを見守るリハビリテーションスタッフをはじめ，関係する多くの医療スタッフのコミュニケーションスキルが，モチベーション維持には深く関与してくると思われる．

6. 多職種連携とリハビリテーションスタッフの配置・育成

治療後の復職や復学の支援には，産業医や学校の教職員と医療者の情報共有は重要である[1]が，現時点では，就労，就学に影響する認知機能障害の情報共有は不十分である．したがって，このような情報も含めて，非医療者にも理解しやすいような情報共有ツールやシステムの開発が有用と考えられる．そのようなツールの開発には，認知機能と日常生活，就業，就学に必要な作業能力との関連を評価し，助言などが行える作業療法士などのリハビリテーションスタッフとの協働が大切であり，有用と考えられる．しかしながら，がん領域でのリハビリテーションに従事するリハビリテーションスタッフの人口はいまだ少ないのが現状である．この領域の従事人口を増やしていくための啓発とともに，教育機関での教育システムを整えるなどの人材育成も並行して求められる．

7. 病態解明に向けての研究促進

抗がん薬の種類や個人要因などによる認知機能への影響の差異は，臨床的に最も関心が高い疑問のひとつである．これらを解明することは臨床的に非常に有用な情報となるため，現在の取り組まれている研究の結果が期待される．

また，1で述べた臨床概念や診断基準の確立には，症候学的な診断基準の整理がまず必要であるが，将来的にはその評価項目だけでは十分とは言えないだろう．例えば，同じように認知機能障害を呈するアルツハイマー型認知症やレビー小体型認知症の診断基準においては，症候学的所見に加え，近年，脳機能画像や脳脊髄液検査などのバイオマーカーの所見が加わって示されるようになっている．ケモブレインについても，今後の診断基準の整備に役立つよう，脳機能画像やバイオマーカーの研究成果が期待される．

一方，分子レベルの病態解明にもこれまで以上に取り組む必要がある．分子レベルの病態解明は，今後のケモブレインの発症予防や認知機能の温存・維持につながる薬剤開発に役立つ．臨床研究と基礎研究との連携がますます重要となってくると考えられる．

■文献

1）小橋美月．小児がん医療における医療関係者の診療，多職種連携，情報共有に関する調査．京都大学大学院医学研究科人間健康科学系専攻修士論文（未公刊）．2020.

〈谷向　仁〉

8章

●

付録

評価尺度と啓発パンフレット

MoCA-J の評価用紙

Japanese Version of
The MONTREAL COGNITIVE ASSESSMENT（MOCA-J）

氏名：
教育年数：　　　　生年月日：
性別：　　　　検査実施日：

視空間／実行系

お おわり　あ　5　い　2　1 はじめ　え　4　3　う

[ ]

図形模写 [ ]

時計描画（１１時１０分）（3 点）

[ ] 輪郭　[ ] 数字　[ ] 針

＿/5

命　名

[ ]　[ ]　[ ]

＿/3

記　憶

単語リストを読み上げ，対象者に復唱するよう求める。
２試行実施する。
５分後に遅延再生を行う。

	顔（かお）	絹（きぬ）	神社（じんじゃ）	百合（ゆり）	赤（あか）
第１試行					
第２試行					

配点なし

注　意

数唱課題（数字を１秒につき１つのペースで読み上げる）
順唱 [ ] 2 1 8 5 4
逆唱 [ ] 7 4 2
＿/2

ひらがなのリストを読み上げる。対象者には“あ”の時に手もしくは机を叩くよう求める。２回以上間違えた場合には得点なし。
[ ] きいあうしすああくけこいあきあけえおあああくあしせきああい
＿/1

対象者に 100 から 7 を順に引くよう求める。[ ] 93　[ ] 86　[ ] 79　[ ] 72　[ ] 65
4 問・5 問正答：3 点、2 問・3 問正答：2 点、1 問正答：1 点，正答 0 問：0 点
＿/3

言　語

復唱課題　太郎が今日手伝うことしか知りません。[ ]
犬が部屋にいるときは，猫はいつもイスの下にかくれていました。[ ]
＿/2

語想起課題／対象者に“か”で始まる言葉を 1 分間に出来るだけ多く挙げるよう求める。[ ]＿＿ 11 個以上で得点
＿/1

抽象概念

類似課題　例：バナナ - ミカン＝果物 [ ] 電車 - 自転車 [ ] ものさし - 時計
＿/2

遅延再生

	顔	絹	神社	百合	赤	
自由再生（手がかりなし）	[ ]	[ ]	[ ]	[ ]	[ ]	自由再生のみ得点の対象
参考項目　手がかり（カテゴリ）						
参考項目　手がかり（多肢選択）						

＿/5

見当識

[ ] 年　[ ] 月　[ ] 日　[ ] 曜日　[ ] 市（区・町）[ ] 場所
＿/6

www.mocatest.org
健常 ≧ 26/30
合計得点 ＿/30
教育年数 12 年以下なら 1 点追加

MoCA-J 作成：鈴木宏幸　監修：藤原佳典
version 2.2

検査実施者＿＿＿＿＿＿＿＿＿＿

Rey-Osterrieth 複雑図形

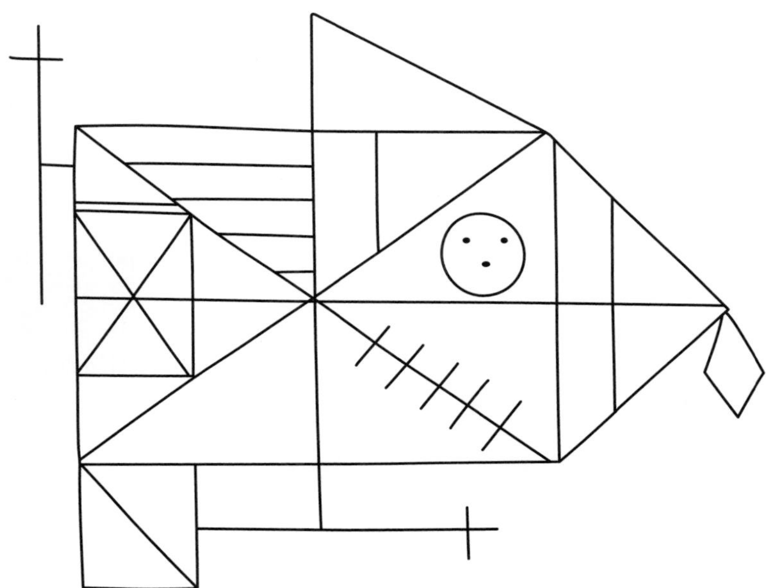

がん医療　認知機能障害啓発パンフレット

京都大学医学部附属病院多職種連携研究会が作成した，がん医療における認知機能障害の影響を分かりやすくまとめたパンフレットです．QR コードから自由にダウンロードしていただき，がん患者の診療・ケアに携わる医療者みんなの知識の共有や，患者さんへの説明にお役立てください．

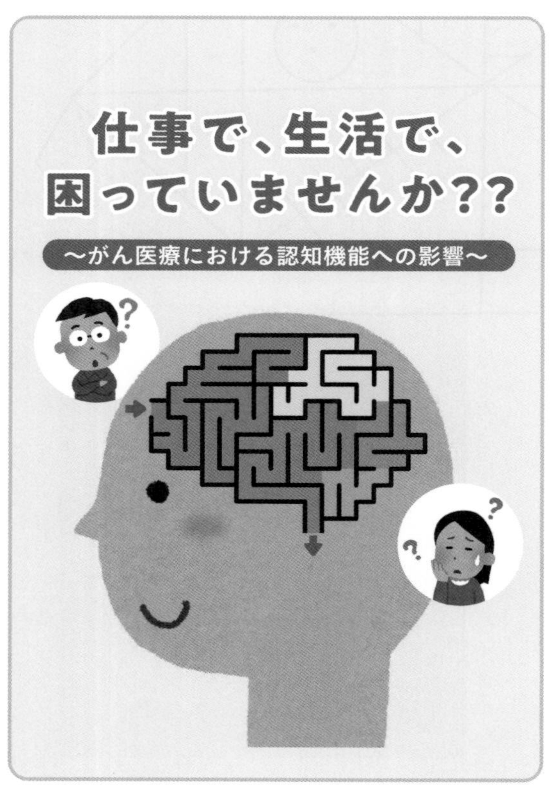

索　引

さ行

た行

な行

は行

ま行

や行

ら行

がんと認知機能障害
—気づく，評価する，支援する— ©

発　行　2020年10月1日　1版1刷

編著者　谷　向　仁

発行者　株式会社　中外医学社
代表取締役　青　木　滋

〒162-0805　東京都新宿区矢来町62
電　話　(03)3268-2701(代)
振替口座　00190-1-98814番

印刷・製本/三和印刷(株)　<MS・YI>
ISBN978-4-498-22922-8　Printed in Japan